დაბალი ქოლესტერინის კულინარიული წიგნი და სამოქმედო გეგმა

100 ფერადი რეცეპტი თქვენი სულის გასამხნევებლადჯანსაღი, დაბალანსებული დიეტით

ილია ბიწაძე

ყველა უფლება დაცულია.

პასუხისმგებლობის უარყოფა

ამ ელწიგნში მოცემული ინფორმაცია გამიზნულია, როგორც სტრატეგიების ყოვლისმომცველი კოლექცია, რომლის შესახებაც ამ ელექტრონული წიგნის ავტორმა ჩაატარა კვლევა. რეზიუმეები, სტრატეგიები, რჩევები და ხრიკები მხოლოდ ავტორის რეკომენდაციებია და ამ ელექტრონული წიგნის წაკითხვა არ იძლევა გარანტიას, რომ მისი შედეგები ზუსტად აისახება ავტორის შედეგებზე. eBook-ის ავტორმა ყველა გონივრული ძალისხმევა გამოიჩინა ელექტრონული წიგნის მკითხველებისთვის აქტუალური და ზუსტი ინფორმაციის მიწოდებისთვის. ავტორი და მისი თანამოაზრეები პასუხისმგებელნი არ იქნებიან რაიმე უნებლიე შეცდომის ან გამოტოვებისთვის, რომელიც შეიძლება აღმოჩნდეს. eBook-ის მასალა შეიძლება შეიცავდეს მესამე მხარის ინფორმაციას. მესამე მხარის მასალები მოიცავს მათი მფლობელების მიერ გამოთქმულ მოსაზრებებს. როგორც ასეთი, ელექტრონული წიგნის ავტორი არ იღებს პასუხისმგებლობას ან პასუხისმგებლობას მესამე მხარის მასალის ან მოსაზრებების მიმართ იქნება ეს ინტერნეტის პროგრესირების გამო, ან კომპანიის პოლიტიკაში და სარედაქციო წარდგენის სახელმძღვანელო პრინციპებში გაუთვალისწინებელი ცვლილებების გამო, ის, რაც ამ სტატიის წერის დროს არის ნათქვამი, შეიძლება მოძველებული ან გამოუსადეგარი გახდეს მოგვიანებით

ელექტრონული წიგნი არის საავტორო უფლება © 2022 ყველა უფლება დაცულია. არალეგალურია ამ ელექტრონული წიგნის მთლიანად ან ნაწილობრივ გადანაწილება, კოპირება ან წარმოებული ნაწარმოების შექმნა. ამ მოხსენების არცერთი ნაწილის რეპროდუცირება ან ხელახალი გადაცემა არ შეიძლება ნებისმიერი ფორმით ან ხელახლა გადაცემა ნებისმიერი ფორმით ავტორის წერილობით გამოხატული და ხელმოწერილი ნებართვის გარეშე.

2

სარჩევი

შესავალი

ამ დღეებში, როგორც ჩანს, ქოლესტერინის შემცირების თემა ყველას აინტერესებს. თქვენ ხედავთ ამის შესახებ სტატიებს თქვენს ადგილობრივ გაზეთში და მედიკამენტების რეკლამებს ტელევიზორში და ეს ხდება საუბრის საერთო თემა. შესაძლოა, ამ წიგნს იმიტომ უყურებთ რომ ექიმმა გითხრათ რომ თქვენი ქოლესტერინი იყო „მაღალი" ან „სასაზღვრო". როგორც ჩანს, ასეთი ტერმინები მუდმივად იშლება. შესაძლოა თქვენ უკვე გაქვთ სხვა გულის ან სისხლძარღვთა პრობლემები, რომლებიც შეიძლება გამწვავდეს მომატებული ქოლესტერინის გამო, ან იქნებ უბრალოდცდილობთიკვებოთგულისთვის ჯანსაღ დიეტაზე.

როგორც ვნახეთ არსებობს მთელი რიგი ფაქტორები, რომლებიც ხელს უწყობენ თქვენს ქოლესტერინს და საერთო გულის ჯანმრთელობას. ზოგიერთმათგანზე, როგორიცაა გენეტიკა და ასაკი, ჩვენ არ გვაქვს კონტროლი. მაგრამ სხვებს ჩვენ ვაკეთებთ რაც შეეხება საქმეს, არსებობს სამი ძირითადი რამ, რისი გაკეთებაც შეგვიძლია ქოლესტერინის შესამცირებლად ერთი არის მედიკამენტი და ეს არის ის, რაც უნდა მიიღოთ ექიმთან. მეორე არის ვარჯიში. კვლევებმა აჩვენა, რომ რეგულარულვარჯიშს შეუძლია შეამციროს ქოლესტერინი და შეამციროს გულის დაავადებებისა და ინსულტის რისკი. ჩემი კარდიოლოგი გვირჩევს დღეში მინიმუმ 30 წუთის სიარული. ეს ყველაფერი არც ისე რთულია, მაგრამ ამას ვალდებულება სჭირდება.

საბოლოო ფაქტორი არის დიეტა. და ეს არის ამ წიგნის მიზეზი. არსებობს რამდენიმე რამ, რისი გაკეთებაც შეგვიძლია დიეტური თვალსაზრისით რაც დაგვეხმარება. პირველი, რაც ვარჯიშთან ერთად მიდის, არის

სხეულის სათანადო წონის შენარჩუნება. ჭარბი წონა გულის დაავადების ცნობილი რისკფაქტორია.

მეორე, როგორც უკვე აღვნიშნეთ არის თქვენს დიეტაში გაჯერებული ცხიმების რაოდენობის შეზღუდვა. სასიხარულო ამბავი ის არის, რომ კვების ეტიკეტებზე ახლა საჭიროა გაჯერებული ცხიმების ოდენობის ჩამოთვლა, ამიტომ თვალყურის დევნება საკმაოდ მარტივია. მაგრამ გაჯერებული ცხიმი არ არის ერთადერთი ცუდი ცხიმი. ასევე არსებობს ტრანს ცხიმოვანი მჟავები, ან ტრანსცხიმები, რომლებიც წარმოიქმნება თხევადი ცხიმის ჰიდროგენიზაციის შედეგად რათა ის მყარი გახდეს ოთახის ტემპერატურაზე, მაგალითად მარგარინის მიღებისას. ტრანს ცხიმები ახლა ასევე ჩამოთვლილია შეფუთული საკვების კვების ეტიკეტზე, რაც მათ თვალყურს აადვილებს.

საუწმე

1. Semolina და Carom ბლინები

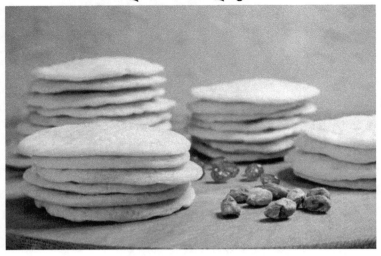

ემსახურება 4

ინგრედიენტები

- 1 ჭიქა უხეში სემოლინა ან ჩვეულებრივი ხორბლის კრემი
- 1 ჭიქა ჩვეულებრივი იოგურტი
- მარილი, გემოვნებით
- წყალი ოთახის ტემპერატურაზე, საჭიროებისამებრ
- 1/4 ჩაის კოვზი გამაფხვიერებელი
- 1/4 ჩაის კოვზი კარომის თესლი
- 1/4 პატარა წითელი ხახვი, გახეხილი და წვრილად დაჭრილი
- პატარა წითელი ბულგარული წიწაკა, თესლი და წვრილად დაჭრილი
- 1/2 პატარა პომიდორი, თესლი და წვრილად დაჭრილი
- სუფრის კოვზი მცენარეული ზეთი

მიმართულებები

a) შეურიეთსემოლინა, იოგურტი და მარილი საშუალო ზომის თასში; აურიეთკარგად დაუმატეთ1/4-დან 1/2 ჭიქა წყალი, რომ მიაღწიოთ ბლინების ცომის კონსისტენციას, დარწმუნდით, რომ ცომში სიმსივნეები არ გაქვთ დაუმატეთგამაფხვიერებელი. გააჩერეთ დაახლოებით20 წუთი.

b) ცალკე თასში მოამზადეთტოპინგი. შეურიეთკარომის თესლი, ხახვი, ბულგარული წიწაკა და პომიდორი. გააცხელეთტაფა საშუალო და დაბალდონეზე. დაამატეთრამდენიმე წვეთი ზეთი. ჩაასხით დაახლოებით1/4 ჭიქა ცომი ღუმელის ცენტრში. მას უნდა ჰქონდეს ჩვეულებრივი ბლინის სისქე. როდესაც ცომი იწყებს მოხარშვას, ზედაპირზე ბუშტები გამოჩნდება.

c) ბლინს დაუმატეთ მცირე რაოდენობით ზემოდან, სანამ ის ჯერ კიდევ სველია. ნაზად დააჭირე ქვემოდან თასმის უკანა მხარეს. ბლინების გვერდებზე დაუმატეთ რამდენიმე წვეთი ზეთი, რომ არ იწებება.

d) გადააბრუნეთ ბლინი და მოხარშეთ მეორე მხრიდან დაახლოებით 2 წუთის განმავლობაში. ბლინი გადმოიღეთ ცეცხლიდან და მოათავსეთ კერძზე. მიირთვით თბილი.

2. ფრუტი ვაფლები

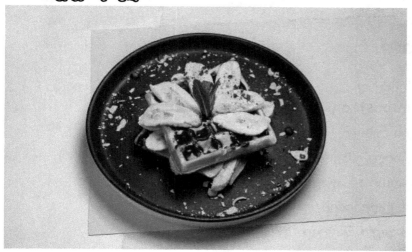

მოსავლიანობა: 4

ინგრედიენტები

- 1 c up ფეტვი
- 1 c up untoasted წიწიბურა, ან მთელი შვრია
- ¼ ჩ სელის თესლი
- ¼ ჩ გახეხილი უშაქრო ქოქოსის ფანტელები (სურვილისამებრ)
- 2 ჩ/კ მელასი ან აგავა
- 2 ჩ/კ არარაფინირებული ქოქოსის ზეთი
- ½ ტჩაის კოვზი მარილი
- 1-3 ტჩაის კოვზი დაფქული დარიჩინი
- 1-3 ტჩაის კოვზი ფორთოხლის ცედრა (სურვილისამებრ)
- ¼ ჩ მზესუმზირის თესლი (სურვილისამებრ)
- შოკოლადის სიროფი

მიმართულებები

a) ფეტვი, წიწიბურა (ან შვრია) და სელი მოათავსეთპატარა თასში, დაუმატეთწყალი, რომ დაიფაროს ერთი სანტიმეტრითდა გააჩერეთ ღამით

b) გადაწურეთდა გადაავლეთადუღებული წყალი. (ეს იქნება ჩიხი!) მოათავსეთმარცვლები ბლენდერში.

c) დაამატეთწყალი ისე, რომ ძლივს დაიფაროს მარცვლები (დახლოებით1½ ჭიქა). შემდეგ დაამატეთდანარჩენი ინგრედიენტები მზესუმზირის გარდა. დაბლენდერეთსქელცომში. ზოგიერთ ფეტვი დარჩება მთლიანი და უზრუნველყოფს სასიამოვნო ხრაშუნას.

d) ჩაასხით ცოტაოდენი ცომი ცხელ ვაფლის რკინაში. ცომს მოაყარეთ მზესუმზირის თესლი (თუ იყენებთ), დახურეთ და გამოაცხვეთ მწარმოებლის მითითებების მიხედვით

e) მიირთვით თქვენი საყვარელი ტოპინგებით ან მის გარეშე.

f) შეგიძლიათ ცომი მაცივარში გააჩეროთ ხუთ დღემდე.

3. ტოფუ და კალესი ჩხუბობენ

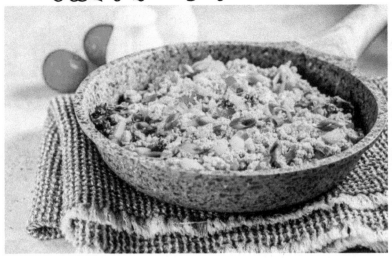

პორცია 2

ინგრედიენტები

- 8 უნცია ექსტრა მყარი ტოფუ
- 1-2 სუფრის კოვზი ზეითუნის ზეთი
- 1/4 წითელი ხახვი (წვრილად დაჭრილი)
- 1/2 წითელი წიწაკა (წვრილად დაჭრილი)
- 2 ჭიქა კალე (თავისუფლად დაჭრილი)

სოუსი

- 1/2 სუფრის კოვზი ზღვის მარილი
- 1/2 სუფრის კოვზი ნივრის ფხვნილი
- 1/2 სუფრის კოვზი დაფქული კუმინი
- 1/4 სუფრის კოვზი ჩილის ფხვნილი
- წყალი (გათხელება)
- 1/4 სუფრის კოვზი კურკუმა (სურვილისამებრ)

სერვირებისთვის (სურვილისამებრ)

- სალსა
- კილანტრო
- □ხელი სოუსი
- საუზმეზე კარტოფილი, სადღეგრძელო და/ან ხილი

მიმართულებები

a) გააშრეთ ტოფუ და გააბრტყელეთ სუფთა, შთამნთქმელ პირსახოცში, ზემოდან რაღაც მძიმე, როგორიცაა თუჯის ტაფა, 15 წუთის განმავლობაში.

b) სანამ ტოფუ იწურება, მოამზადეთ სოუსი, დაამატეთ მშრალი სანელებლები პატარა თასში და დაამატეთ იმდენი წყალი, რომ მისასხმელი სოუსი მიიღოთ დაყენეთ განზე.

c) მოამზადეთ ბოსტნეული და გააცხელეთ ტაფა საშუალო ცეცხლზე. როგორც კი გაცხელდება, დაუმატეთ ზეითუნის ზეთი და ხახვი და წითელი წიწაკა. თითოეული მარილი და პილპილი ცოტათი შეაზავეთ აურიეთ მოხარშეთ სანამ არ დარბილდება - დაახლოებით 5 წუთი.

d) მოაყარეთ კომბოსტო, მოაყარეთ ცოტა მეტი მარილი და პილპილი და დახურეთ ორთქლზე 2 წუთის განმავლობაში.

e) ამასობაში გადახვიეთ ტოფუ და გამოიყენეთ ჩანგალი ნაკბენის ზომის ნაჭრებად

f) ბოსტნეულის ტაფის ერთ მხარეს გადაიტანეთ სპატულა და დაამატეთ ტოფუ შეწვით 2 წუთის განმავლობაში, შემდეგ დაამატეთ სოუსი, დასხით ძირითადად ტოფუზე და ცოტა ბოსტნეულზე. დაუყოვნებლივ აურიეთ, თანაბრად გადაანაწილეთ სოუსი. მოხარშეთ კიდევ 5-7 წუთი, სანამ ტოფუ ოდნავ შებრაწული არ გახდება.

g) მიირთვით დაუყოვნებლივ საუზმის კარტოფილთან, ტოსტთან ან ხილთან ერთად

4. ცხვინი ტორტილა

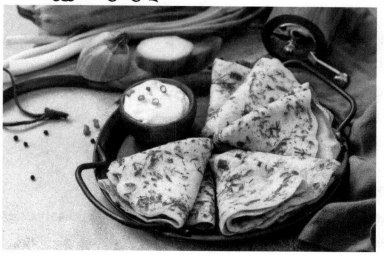

ინგრედიენტები:

- 2 ჩაის კოვზი დამატებით ხელუხლებელი ზეითუნის ზეთი
- 1 ყვითელი ხახვი, დაჭრილი
- 2 ყაბაყი, დაჭრილი
- 8 კვერცხი (ან 6 კვერცხის ცილა და 3 მთლიანი კვერცხი)
- მარილის ნატეხი

მიმართულებები

a) გააცხელეთ ზეთი დიდ ტაფაზე საშუალო ცეცხლზე. დაუმატეთ ხახვი და მოშუშეთ სანამ რბილია. დაუმატეთ ყაბაყი და აურიეთ დადგით სითბო და დახურეთ თავსახური.

b) სანამ ბოსტნეული მზადდება, ათქვიფეთ კვერცხები დიდ თასში. დაამატეთ მარილი. როგორც კი ყაბაყი მთლიანად მოიხარშება, ჩაასხით კვერცხები და ისევ დაფარეთ

c) მოხარშეთ სანამ ზემოდან არ გაიწელება, ან თუ თავგადასავლების მოყვარული ტიპი ხართ ტაფაზე მოათავსეთ სადილის თეფში და გადააბრუნეთ ტორტილა თეფშზე. გადაიტანეთ იგი ტაფაში და მოხარშეთ კიდევ 3 წუთი, ან სანამ ქვედა ნაწილი არ მოიხარშება.

d) მიირთვით საუზმედ ან ვახშმად გვერდით სალათთან ერთად ან წაიღეთ სამუშაოდ როგორც საჭმელდან მანქანაში, როგორც ნაჭერი სირბილის დროს.

5. ხილსა და კვინოას პროტეინის შვრია

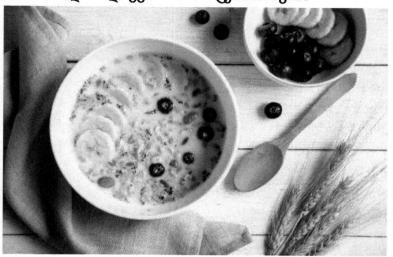

მოსავლიანობა: 1

ინგრედიენტები

- 1/4 ჭიქა დიდი დაფქული გლუტენის გარეშე ნაგლინი შვრია
- 1/4 ჭიქა მოხარშული ქინოა
- 2 სუფრის კოვზი ნატურალური ვანილის ვეგანური ცილის ფხვნილი
- 1 სუფრის კოვზი დაფქული სელის თესლი
- 1 სუფრის კოვზი დარიჩინი
- 1/4 ბანანი, დაფქული
- რამდენიმე წვეთი თხევადი სტევია
- 1/4 ჭიქა ჟოლო
- 1/4 ჭიქა მოცვი
- 1/4 ჭიქა კუბიკებად დაჭრილი ატამი
- 3/4 ჭიქა ნუშის უშაქრო რძე
- პირობითი ტოპინგები: მოხალული ქოქოსი, ნუშის კარაქი, ნუში, თესლი, ხმელი ხილი, ახალი ხილი .

მიმართულებები

a) საშუალო თასში აურიეთშვრია , ქინოა , ცილის ფხვნილი, დაფქული სელი, დარიჩინი და აურიეთ

b) დაამატეთდაფქული ბანანი, სტევია (ან თაფლი/ნეკერჩხლის სიროფი), კენკრა და ატამი.

c) ჩაასხითნუშის რძეში, შეურიეთინგრედიენტები.

d) შედგითმაცივარში და დატოვეთღამით

e) დილითგამოიღეთმაცივრიდან, გააცხელეთგაზქურის თავზე ან მიკროტალღურ ღუმელში, ან მიირთვითცივი!

f) თუდილითაღმოაჩენთ რომ ნარევი ძალიან სქელია , დაამატეთნუშის რძე!

g) იყავით კრეატიული ტოპინგებით.. დაამატეთ თხილის კარაქი, თხილი, თესლი, მეტი ხილი, ქოქოსი .

6. იოგის სტაფილოს წვენი

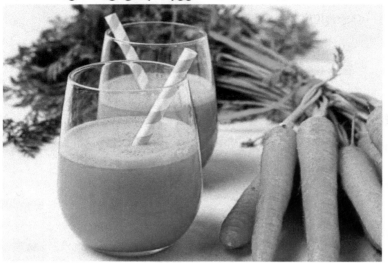

ინგრედიენტები:

- 3 დიდი სტაფილო, გაფცქვნილი და დაჭრილი
- $\frac{1}{4}$ ინჩის ნაჭერი ჯანჯაფილი, გახეხილი
- 1-დან 2 პიტნის ფოთოლი

მიმართულებები

a) გამოწურეთ ან დაბლენდერეთ სტაფილო, ჯანჯაფილი და პიტნის ფოთლები. დალიეთ ოთახის ტემპერატურაზე.

7. კიტრის ჩილის ქულერები

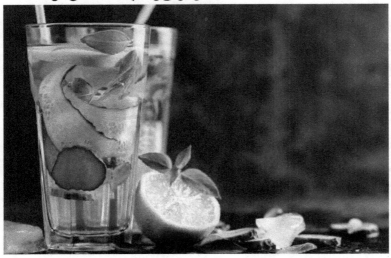

ემსახურება 4-6

ინგრედიენტები

- 2 საშუალო თესლოვანი კიტრი, გახეხილი
- 1/2 ჩაის კოვზი ცილის თესლი
- 1/2 ჭიქა იოგურტი, ათქვეფილი
- 1 კბილი ნიორი, გახეხილი
- 1 სერხნომწვანე წიწაკა, თესლი
- ჩაის კოვზი ახალი ლიმონის წვენი
- სუფრის მარილი, გემოვნებით
- sprigs ახალი cilantro, ლერს

მიმართულებები

a) კიტრის ჭიქების დასამზადებლად კიტრი დაჭრათ ჯვარედინად1 დუიმიან ნაჭრებად გამოიყენეთნესვის ბალერი შიგნიდან ამოსაღებად დატოვეთ1/4 დუიმიანი საზღვარი გვერდებზე და ქვემოდან. ჭიქები თავდაყირა დადგითქაღალდის პირსახოცებით დაფენილთეფშზე, რომ დაიწუროს. შედგითმაცივარში.

b) გააცხელეთტაფა საშუალო ცეცხლზე. დაუმატეთკვიმის მარცვლები და შეწვითსურნელამდე, დახლოებით1-2 წუთის განმავლობაში. მუდმივადურიეთ რომ თესლი არ დაიწვას. გააცივეთდა შემდეგ უფეშადგახეხეთ

c) ხელის ბლენდერითან მიქსერის კოვზითაურიეთკუმინის თესლი, იოგურტი, ნიორი, მწვანე წიწაკა, ახალი ლიმონის წვენი და მარილი. იოგურტის ნაზავი გადაიტანეთმიქსერის თასში.

d) წვრილადდაჭერითკილანტრო დაუმატეთიოგურტის ნარევს.

e) როცა მზად იქნებით მიირთვით კიტრის ყველა ჭიქა მოათავსეთ კერძზე. ჩაასხით იოგურტის ნაზავი თითოეულ ჭიქაში. მათი მომზადება შეგიძლიათ წინასწარ და შედგით მაცივარში, სანამ მზად არ იქნება.

8. ვაშლის მარცვლეული

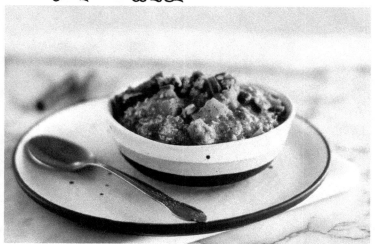

1 პორცია

ინგრედიენტები:

- 1 ვაშლი
- 1 მსხალი
- 2 ცალი ნიახური
- 1 სუფრის კოვზი წყალი
- სურვილისამებრ: დარიჩინი

მიმართულებები

a) ვაშლი, მსხალი და ნიახური დავჭრათ ნაჭრებად და მოვათავსოთ ბლენდერში.

b) ხილი და ბოსტნეული შევურიოთ წყალს ერთგვაროვან კონსისტენციამდე.

c) თუ გნებავთ, შეანელეთ დარიჩინით

9. ინდაურის საუზმე სოსისი

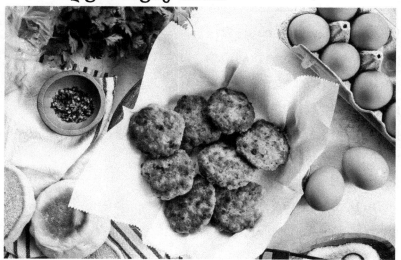

ინგრედიენტები:

- 1 ფუნტი (455 გრ) დაფქული ინდაური
- ¼ ჩაის კოვზი (0,5 გრ) შავი პილპილი
- ¼ ჩაის კოვზი (0,5 გრ) თეთრი წიწაკა
- ¾ ჩაის კოვზი (0,6 გრ) ხმელი სალბი
- ¼ ჩაის კოვზი (0,4 გ) დაფქული მაკიაჟი
- ½ ჩაის კოვზი (1,5 გ) ნივრის ფხვნილი
- ¼ ჩაის კოვზი (0,8 გ) ხახვის ფხვნილი
- ¼ ჩაის კოვზი (0,5 გ) დაფქული წიწაკა
- 1 ჩაის კოვზი (5 მლ) ზეითუნის ზეთი

მიმართულებები

a) შეურიეთ ყველა ინგრედიენტი, კარგად აურიეთ

b) შეწვით გრილზე ან გააცხელეთღუმელი 325°F (170°C, ან გაზის ნიშანი 3) და მოხარშეთცხიმწასმულსაცხობ ფირფიტაზე სასურველ მზადყოფნამდე.

10. მზიანი დღის საუზმის კასეროლი

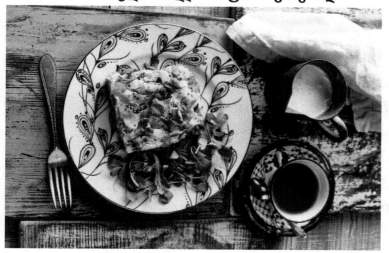

ინგრედიენტები:

- 2 ნაჭერი დაბალი ნატრიუმის ბეკონი
- 3 კარტოფილი, გახეხილი
- ½ ჭიქა (80 გრ) ხახვი, დაჭრილი
- ¼ ჭიქა (37 გრ) მწვანე ბულგარული წიწაკა, დაჭრილი
- 1 ჭიქა (235 მლ) კვერცხის შემცვლელი
- ¼ ჭიქა (30 გრ) უცხიმო ჩედარი ყველი, გახეხილი

მიმართულებები

a) გააცხელეთღუმელი 350°F-ზე (180°C, ან გაზის ნიშანი 4). ბეკონი შეწვითდიდტაფაში. ამოიღეთბეკონი ქაღალდის პირსახოცით დაფარულთეფშზე, რომ დაიწუროს. ტაფაში დაამატეთკარტოფილი, ხახვი და მწვანე წიწაკა და მოშუშეთ სანამ კარტოფილი არ გახდება ხრაშუნა და ხახვი რბილი. აურიეთდაქუცმაცებული ბეკონი.

b) გადაიტანეთცხიმწასმულ8 დიუმიან (20 სმ) კვადრატულსაცხობ ფორმაში. დაასხითკვერცხის შემცვლელი. მოაყარეთყველი. გამოაცხვეთსანამ კვერცხი არ დადგება, დაახლოებით20 წუთი.

11. საუზმის ტაფა

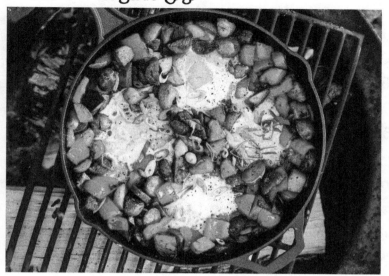

ინგრედიენტები:

- 1 სუფრის კოვზი (15 მლ) ზეითუნის ზეთი
- ¼ ჭიქა (40 გრ) ხახვი, წვრილად დაჭრილი
- ¼ ჭიქა (38 გრ) წითელი ბულგარული წიწაკა, წვრილად დაჭრილი
- ½ ჭიქა (105 გრ) გაყინული ჰაში-ყავისფერი კარტოფილი, გაყინული
- ¾ ჭიქა (180 მლ) კვერცხის შემცვლელი

მიმართულებები

a) გააცხელეთ ზეთი დიდ ტაფაზე საშუალო ცეცხლზე. ხახვი და წითელი ბულგარული წიწაკა მოშუშეთ სანამ დარბილდება. დაამატეთ ჰეში ბრაუნი და მოხარშეთ სანამ კარტოფილი არ დარბილდება და არ დაიწყებს შეყავისფრებას, დროდადრო ურიეთ

b) კვერცხის შემცვლელი დაასხით ბოსტნეულს და გააგრძელეთ ხარშვა 5 წუთის განმავლობაში, ან გამაგრებამდე, დროდადრო ურიეთ

12. საუზმის შეფუთვა

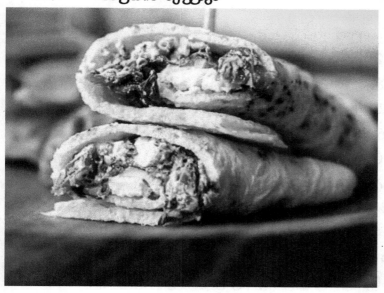

ინგრედიენტები:

- 1 საშუალო კარტოფილი
- ½ ფუნტი (225 გრ) ინდაურის საუზმე ძეხვი
- ½ ჭიქა (80 გრ) ხახვი, დაჭრილი
- 1 ჩაის კოვზი (2,6 გრ) ჩილის ფხვნილი
- ¼ ჩაის კოვზი (0,5 გრ) კაიენის წიწაკა
- ½ ჭიქა (120 მლ) კვერცხის შემცვლელი
- 6 ფქვილის ტორტილა
- ½ ჭიქა (58 გრ) უცხიმო ჩედარი ყველი, გახეხილი

მიმართულებები

a) მოხარშეთან მიკროტალღური კარტოფილი დარბილებამდე. გაფცქვენით და დაჭერით კუბიკებად ყავისფერი ძეხვი ტაფაში. დაამატეთ დაჭრილი ხახვი, ჩილის ფხვნილი და კაიენის წიწაკა და მოხარშეთ 10 წუთის განმავლობაში. გადაწურეთ და გადაყარეთ ნებისმიერი ცხიმი. დაუმატეთ კარტოფილი და კვერცხი. ურიეთ სანამ კვერცხები დადგება.

b) მიღებული მასა თანაბრად გაანაწილეთ გახურებულ ტორტილებს შორის, ზემოდან მოაყარეთ გახეხილი ყველი და გააბრტყელეთ ტორტილები, რომ მასში დაიხუროს.

13. საუზმე Quesadilla

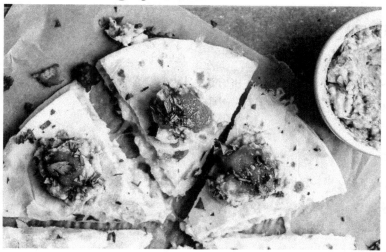

ინგრედიენტები:

- 1 ჭიქა (240 მლ) კვერცხის შემცვლელი
- ¼ ჭიქა (56 გრ) სალსა
- ¼ ჭიქა (30 გრ) უცხიმო ჩედარი ყველი, გახეხილი
- 8 სიმინდის ტორტილა

მიმართულებები

a) ათქვიფეთკვერცხის შემცვლელი, აურიეთსალსა და ყველი, როცა თითქმის დადნება. ტორტილას ერთმხარეს მსუბუქადშეასხურეთ ზეითუნის ზეთის სპრეი და 4 მათგანი მოათავსეთსაცხობ ფირფიტაზე.

b) კვერცხის ნარევი გაყავითტორტილებს შორის, გაანაწილეთთანაბარ სისქემდე. ზემოდან მოაყარეთდარჩენილი ტორტილები, ზემოდან ზევით გრილზე კესადილა 3 წუთის განმავლობაში თითომხარეს, ან სანამ არგაცხელდება და არგახდება ოქროსფერი. სუფრაზე დავჭრათ ოთხად

14.   ბოსტნეულის ომლეტი

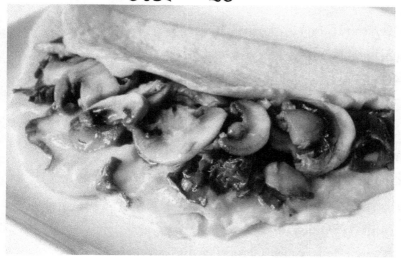

ინგრედიენტები:

- 1 სუფრის კოვზი (15 მლ) ზეითუნის ზეთი
- 2 უნცია (55 გრ) სოკო, დაჭრილი
- $\frac{1}{4}$ ჭიქა (40 გრ) ხახვი, კუბებად დაჭრილი
- $\frac{1}{4}$ ჭიქა (37 გრ) მწვანე ბულგარული წიწაკა, კუბებად დაჭრილი
- $\frac{1}{4}$ ჭიქა (28 გრ) ყაბაყი, დაჭრილი
- $\frac{1}{2}$ ჭიქა (90 გრ) პომიდორი, კუბებად დაჭრილი
- 1 ჭიქა (240 მლ) კვერცხის შემცვლელი
- 2 სუფრის კოვზი (30 გრ) უცხიმო არაჟანი
- 2 სუფრის კოვზი (30 მლ) წყალი
- 2 უნცია (55 გრ) შვეიცარული ყველი, გახეხილი

მიმართულებები

a) დიდ ტაფაზე მოაყარეთ ზეითუნის ზეთი და მოშუშეთ სოკო, ხახვი, მწვანე ბულგარული წიწაკა, ყაბაყი და პომიდორი დარბილებამდე, დაუმატეთ პომიდორი. ათქვიფეთ კვერცხის შემცვლელი, არაჟანი და წყალი, სანამ არ გახდება ფუმფული. ომლეტის ტაფაზე ან ტაფაზე დაასველეთ არაწებოვანი ბოსტნეულის სპრეი და დადგით საშუალო ცეცხლზე.

b) კვერცხის ნარევი ჩაასხით ტაფაში. მოხარშვისას აწიეთ კიდეები ისე, რომ დაუმუშავებელი კვერცხი ქვემოდან ამოვიდეს. როდესაც კვერცხები თითქმის დადგება, ნახევარ კვერცხს დააფარეთ ყველი და მოშუშული ბოსტნეული, ხოლო მეორე ნახევარი მოაყარეთ განაგრძეთ ხარშვა, სანამ კვერცხები მთლიანად არ დადგება.

15. ძეხვი Frittata

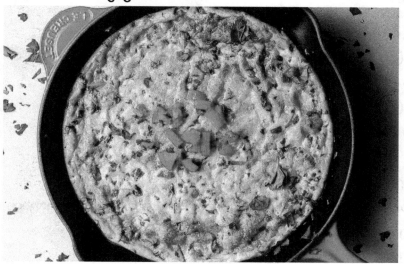

ინგრედიენტები:

- 1 ჭიქა (240 მლ) კვერცხის შემცველი
- $\frac{1}{4}$ ჭიქა (60 მლ) უცხიმო რძე
- 8 უნცია (225 გრ) ინდაურის საუზმე ძეხვი
- $\frac{1}{2}$ ჭიქა (75 გრ) მწვანე ბულგარული წიწაკა, დაჭრილი
- 4 უნცია (115 გრ) უცხიმო ჩედარი ყველი, გახეხილი

მიმართულებები

a) წინასწარ გააცხელეთ ბროილერი. საშუალო თასში შეურიეთ კვერცხის შემცველი და რძე; კარგად ათქვიფეთ სანამ კარგად არ აურიეთ დააყენეთ განზე. დადეთ 12 დუიმიანი (30 სმ) ბროილერ-გამძლე არაწებოვანი ტაფა საშუალო მაღალ ცეცხლზე გაცხელებამდე. დაამატეთ ძეხვი; მოხარშეთ და ურიეთ 4 წუთის განმავლობაში ან სანამ ვარდისფერი არ გახდება, ძეხვი და ჭერით კოვზით ძეხვი გადაწურეთ ქაღალდის პირსახოცებზე; განზე გადადეთ. იმავე ტაფაში დაამატეთ წიწაკა; მოხარშეთ და აურიეთ 2 წუთის განმავლობაში, ან სანამ არ დარბილდება.

b) დააბრუნეთ ძეხვი ტაფაში. დაამატეთ კვერცხის ნარევი; ურიეთ სანამ არ დაზავდება. □აფარი; მოხარშეთ საშუალო და დაბალ ცეცხლზე 10 წუთის განმავლობაში, ან სანამ კვერცხი თითქმის არ დადნება. ყველი მოაყარეთ ფრიტატას. მოხარშეთ 2 წუთის განმავლობაში, ან სანამ ყველი არ გადნება და კვერცხი დადნება. დავჭრათ კუთხებად

16. ბოსტნეულის ფრიტატა

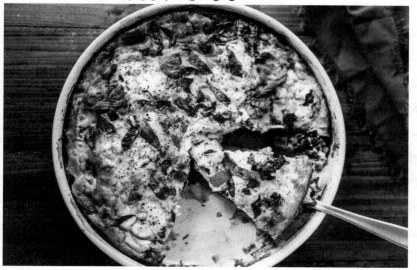

ინგრედიენტები:

- ½ ჭიქა (75 გრ) წითელი ბულგარული წიწაკა, კუბებად დაჭრილი
- ½ ჭიქა (80 გრ) ხახვი, დაჭრილი
- 1 ჭიქა (70 გრ) ბროკოლის ყვავილები
- 8 უნცია (225 გრ) სოკო, დაჭრილი
- 1 ჭიქა (113 გრ) ყაბაყი, დაჭრილი
- 1½ ჭიქა (355 მლ) კვერცხის შემცვლელი
- 1 სუფრის კოვზი (0,4 გ) ხმელი ოხრახუში
- ¼ ჩაის კოვზი (0,5 გრ) შავი პილპილი
- 2 უნცია (55 გრ) შვეიცარული ყველი, გახეხილი

მიმართულებები

a) შეასხურეთ დიდი ღუმელგამძლე ტაფა არაწებოვანი მცენარეული ზეთის სპრეით წითელი ბულგარული წიწაკა, ხახვი და ბროკოლი აურიეთ, სანამ არ გახდება გამჭვირვალე. დაუმატეთ სოკო და ყაბაყი და მოურიეთ კიდევ 1-2 წუთის განმავლობაში. აურიეთ კვერცხის შემცვლელი, ოხრახუში და წიწაკა და დაასხით ბოსტნეულის მასა, გადაფარეთ თავსახური

b) დაფარეთ სახურავი და მოხარშეთ საშუალო ცეცხლზე 10-დან 12 წუთის განმავლობაში, ან სანამ კვერცხი თითქმის არ დადნება. ზემოდან მოაყარეთ ყველი. მოათავსეთ ბროილერის ქვეშ, სანამ კვერცხი დადნება და ყველი არ გადნება.

17. მაკარონი ფრიტატა

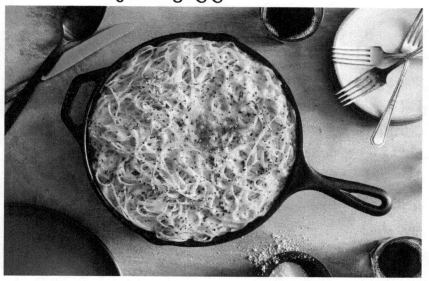

ინგრედიენტები:

- 2 სუფრის კოვზი (30 მლ) ზეითუნის ზეთი
- 1 ჭიქა (150 გრ) წითელი ბულგარული წიწაკა, კუბებად დაჭრილი
- 1 ჭიქა (160 გრ) ხახვი, დაჭრილი
- 2 ჭიქა (100 გრ) მოხარშული მაკარონი
- ¼ ჭიქა (25 გრ) გახეხილი პარმეზანი
- 1 ჭიქა (235 მლ) კვერცხის შემცვლელი

მიმართულებები

a) გააცხელეთ10 დიუმიანი (25 სმ) არაწებოვანი ტაფა, რომელიც უსაფრთხოა ბროილერებისთვის. როდესაც ტაფა გაცხელდება, დაამატეთზეთი, შემდეგ მოშუშეთწითელი ბულგარული წიწაკა და ხახვი 2-3 წუთის განმავლობაში, ხშირადურიეთ ტაფაში დაამატეთ მაკარონი, კარგადაურიეთ როდესაც ინგრედიენტები საფუძვლიანად იქნება შერეული, დაჭერითმაკარონი სპატულით რათა გაბრტყელდეს ტაფის ძირში. კიდევ რამდენიმე წუთი მოხარშეთ გახეხილი პარმეზანი ათქვიფეთკვერცხის შემცვლელში.

b) დაასხითკვერცხის ნარევი მაკარონის თავზე, დარწმუნდით რომ კვერცხები თანაბრადგაანაწილეთ ნაზადაწიეთმაკარონის კიდეები, რომ კვერცხი ქვემოდან ამოვიდეს და მთლიანადდაფაროთ პასტა. კვერცხები მოხარშეთ6-დან 9 წუთის განმავლობაში. ჩაასხითტაფა წინასწარ გახურებულბროილერში და დაასრულეთ ხარშვა.

18. საუზმე კარტოფილი

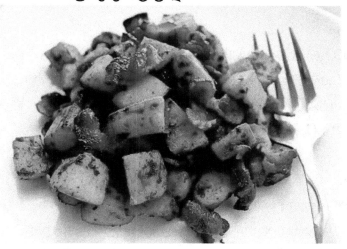

ინგრედიენტები:

- 4 კარტოფილი
- 1 ჭიქა (160 გრ) ხახვი, დაჭრილი
- ¼ ჭიქა (37 გრ) მწვანე ბულგარული წიწაკა, დაჭრილი
- 1 სუფრის კოვზი (14 გრ) უმარილო მარგარინი
- ½ ჩაის კოვზი (1 გ) ახლად დაფქული შავი პილპილი

მიმართულებები

a) მოხარშეთ ან მიკროტალღურ ღუმელში კარტოფილი თითქმის მოხარშვამდე. გადაწურეთ წვრილად დაჭერით კარტოფილი და შეურიეთ ხახვს და მწვანე ბულგარულ წიწაკას. გაადნეთ მარგარინი მძიმე ტაფაში. დაამატეთ კარტოფილის ნარევი.

b) ზემოდან მოაყარეთ შავი პილპილი. შეწვით გაწითლებამდე, ხშირად გადაურიეთ

SNACK

19. ლლპობი სოოს ქათმი

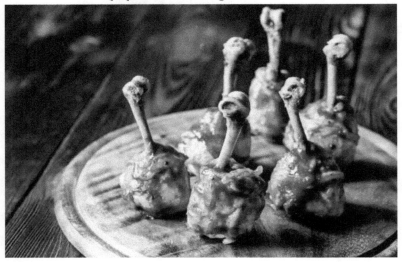

ემსახურება 4

ინგრედიენტები

- 2 სუფრის კოვზი კოჭა-ნივრის პასტა
- 4 სუფრის კოვზი უნივერსალური ფქვილი
- 4 სუფრის კოვზი სიმინდის ფქვილი
- 3 სუფრის კოვზი სოიოს სოუსი
- 1 ჩაის კოვზი წითელი ჩილის ფხვნილი
- 1 ჩაის კოვზი შაქარი
- 1/2 სუფრის კოვზი თეთრი ძმარი
- წყალი, საჭიროებისამებრ
- 8-10 პატარა ქათმის ბარბანი ან ქათმის ფრთები, კანი
- 11/2 ჭიქა მცენარეული ზეთი

მიმართულებები

a) დიდ თასში შეურიეთ ჯანჯაფილ-ნივრის პასტა, უნივერსალური ფქვილი, სიმინდის ფქვილი, სოიოს სოუსი, წითელი ჩილის ფხვნილი, შაქარი და ძმარი. დაამატეთ იმდენი წყალი, რომ მიიღოთ თხელი, გლუვი კონსისტენცია. დაამატეთ ქათამი და შედგით მაცივარში 3-დან 4 საათის განმავლობაში.

b) ღრმა ტაფაში გააცხელეთ 5-დან 6 სუფრის კოვზი მცენარეული ზეთი. ზეთში დაამატეთ რამდენიმე ცალი ქათმის ხორცი და შეწვით ტაფაზე, სანამ გახეხილი არ გახდება. თუ ზეთი დაიწყებს ცვენას, შეგიძლიათ ტაფას დაფაროთ დამცავი დამცავი ან საფარი. გააგრძელეთ სანამ ყველა ნაჭერი არ მოიხარშება. გადაყარეთ დარჩენილი მარინადი.

c) ამოიღეთ ქათმის ნაჭრები და მოათავსეთ ქაღალდის პირსახოცზე, რომ ზედმეტი ზეთი ჩამოწუროს. მიირთვით დაუყოვნებლივ.

20.   ქათმი იოგურტით

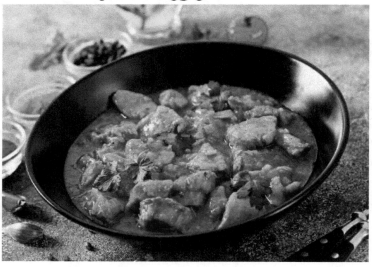

ემსახურება 4-5

ინგრედიენტები

- 2 სუფრის კოვზი მდოგვის ზეთი ან მცენარეული ზეთი
- 1/2 ჩაის კოვზი შავი მდოგვის თესლი
- 1/2 ჩაის კოვზი ველური კამის თესლი
- 2 ხმელი წითელი წიწაკა
- 1/4 ჩაის კოვზი ფენგრიკის თესლი
- 1 სუფრის კოვზი კოჭა-ნივრის პასტა
- 8 ცალი ქათმის თეძო
- 1/2 ჩაის კოვზი წითელი ჩილის ფხვნილი
- 1/4 ჩაის კოვზი კურკუმას ფხვნილი
- სუფრის მარილი, გემოვნებით
- 1 ჭიქა ჩვეულებრივი იოგურტი 1 ჭიქა წყალი
- 1/2 ლიმონის წვენი

მიმართულებები

ა) ტაფაში გააცხელეთზეთი თითქმის მოწევამდე. შეამცირეთ სითბო საშუალოზე. სწრაფად დაამატეთმდოგვის და ნიგელას მარცვლები, წითელი წიწაკა და ფენგრიკის თესლი. შეწვით დახლოებით30 წამი.

დაამატეთჯანჯაფილ-ნივრის პასტა და მოშუშეთკიდევ 10 წამი. დაამატეთქათამი და მოშუშეთდახლოებით2 წუთის განმავლობაში. შეამცირეთსითბო საშუალოზე. დაამატეთწითელი წიწაკა, კურკუმას ფხვნილი და მარილი; ვშუშოთსანამ ქათამი ყველა მხრიდან კარგადარ დაიბრაწება. დაუმატეთიოგურტი და კარგადაურიეთ დაამატეთ დახლოებით1 ჭიქა წყალი. შეამცირეთცეცხლი დაბალცეცხლზე, დახურეთტაფა და ადუღეთ20-25 წუთის განმავლობაში. დაუმატეთ ლიმონის წვენი და ადუღეთკიდევ 1 წუთი. მიირთვითცხელი.

21.   ცხარე კრევეტები

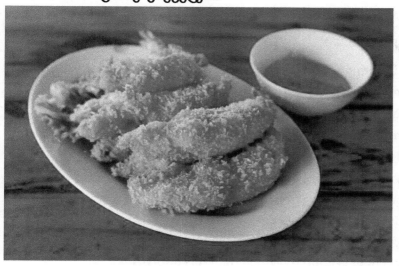

ემსახურება 4

ინგრედიენტები

- 1 ფუნტიანი კრევეტები, კუდი და ჩაღრმავებული
- 1 ჩაის კოვზი კურკუმას ფხვნილი
- 1 ჩაის კოვზი წითელი ჩილის ფხვნილი
- 1 სერანო მწვანე წიწაკა, თესლი და დაჭრილი
- 1 სუფრის კოვზი გახეხილი ახალი ჯანჯაფილი
- 1 სუფრის კოვზი დაჭრილი ახალი ნივრის კბილი
- სუფრის კოვზი ახალი ლიმონის წვენი
- სუფრის მარილი, გემოვნებით
- კვერცხი, ათქვეფილი
- დაგროვილი სუფრის კოვზი უნივერსალური ფქვილი
- მცენარეული ზეთი ღრმა შესაწვავად

მიმართულებები

a) კრევეტებს პეპელა მოაყარეთ და გვერდზე გადადეთ

b) არაღრმა თასში შეურიეთ კურკუმა, წითელი ჩილის ფხვნილი, მწვანე წიწაკა, კოჭა, ნიორი, ლიმონის წვენი და მარილი; აურიეთ კარგად

c) კვერცხები მოათავსეთ მეორე ჭურჭელში. ფქვილი მოათავსეთ არაღრმა ჭურჭელში.

d) თითოეულ კრევეტს გადაუსვით სანელებლების ნარევი, შემდეგ ჩაყარეთ კვერცხში და შემდეგ ფქვილით გადაავლეთ გააგრძელეთ სანამ ყველა კრევეტი დაფარულია. გადაყარეთ დარჩენილი კვერცხი და ფქვილი.

e) გააცხელეთ მცენარეული ზეთი ღრმა ტაფაზე ან ღრმა ტაფაზე 350°-მდე. შეწვით კრევეტები, თითო-ორილი, სანამ არ გახდება ოქროსფერი.

22. ჯანჯაფილის ქათმის ნაკბენები

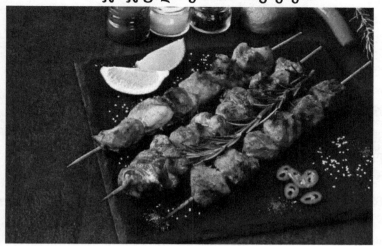

ემსახურება 4

ინგრედიენტები

- 1 ჭიქა ჩამოკიდებული იოგურტი
- 2 სუფრის კოვზი გახეხილი ჯანჯაფილი
- 1 ჩაის კოვზი ახალი ლიმონის წვენი
- 1 სუფრის კოვზი მცენარეული ზეთი
- 1/2 ჩაის კოვზი (ან გემოვნებით) წითელი ჩილის ფხვნილი
- სუფრის მარილი, გემოვნებით
- 11/2 ფუნტი ქათმის მკერდი კანის გარეშე, ძვლების გარეშე, კუბურები
- 2 სუფრის კოვზი გამდნარი კარაქი
- ლიმონის ნაჭრები, დეკორაციისთვის

მიმართულებები

a) თასში ან ხელახლა დახურულ პლასტმასის ჩანთაში შეურიეთ იოგურტი, გახეხილი კოჭა, ლიმონის წვენი, ზეთი, წითელი ჩილის ფხვნილი და მარილი; აურიეთ კარგად დაამატეთ ქათმის კუბურები. მარინადი თავდახურული და მაცივარში, 5-დან 6 საათის განმავლობაში ან, სასურველია, ღამით

b) გააცხელეთ ღუმელი 425°-ზე.

c) ქათამი გადაუსვით შამფურებზე და მოაყარეთ გამდნარი კარაქი. ქათამი მოათავსეთ ფოლგადაფენილ საცხობ ფირფიტაზე და გამოაცხვეთ დაახლოებით 7 წუთის განმავლობაში. გადააბრუნეთ ერთხელ და გაწურეთ დარჩენილი კარაქით გამოაცხვეთ კიდევ 7 წუთის განმავლობაში ან სანამ არ გახდება ოქროსფერი და წვენები გამჭვირვალე გახდება. მიირთვით ცხელი, მორთული ლიმონის ნაჭრებით

23. ლეჭის მსხალი

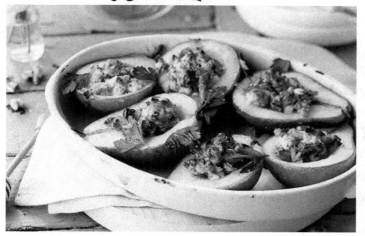

2 პორცია

ინგრედიენტები:

- ¼ ჭიქა (50 მლ) ნიგოზი
- 5 ლეღვი, გაჟღენთილი
- ½ ჩაის კოვზი დარიჩინი
- ½-¾ ინჩი (1-2 სმ) ახალი ჯანჯაფილი, გახეხილი
- 2 ჩაის კოვზი ლიმონის წვენი
- 1 მწიკვი მუსკატის კაკალი
- ¼ - ½ ჭიქა ლეღვისგან შემწვარი წყალი
- 1 მსხალი

მიმართულებები

a) ნიგოზი დასხით კვების პროცესორში. დაუმატეთ ლეღვი და გააგრძელეთ მორევა. დაუმატეთ დარჩენილი ინგრედიენტები და აურიეთ სანამ კარგად არ აურიეთ

b) მსხალი დავჭრათ ნაჭრებად და მიღებული მასა მოასხათ

24. მაყვალ ბრაზილური თხილის იოგურტით

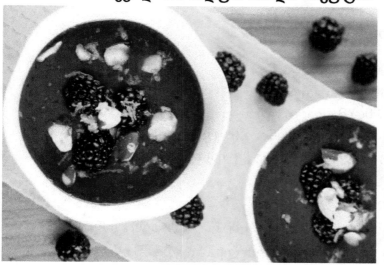

1 პორცია

ინგრედიენტები:

- ½ ჭიქა (100 მლ) ბრინჯის თხილი
- 1½ ჭიქა (300 მლ) წყალი
- ¼ ჭიქა (50 მლ) მაყვალი, გაყინული ან ნახევრადგაყინული
- 1 სუფრის კოვზი აკაის ფხვნილი (სურვილისამებრ)
- 2 გარგარი, გაჟღენთილი 1 მწიკვი მარილი

მიმართულებები

a) შეურიეთბრინჯის თხილი წყალში რძის მსგავსი კონსისტენციის მიღებამდე და გადაწურეთ მავთულის საწურში ან თხილის რძის პარკში.

b) აურიეთყველა სხვა ინგრედიენტით სანამ არ მიიღებთსმუზს.

25. სანელებლების ბურთები

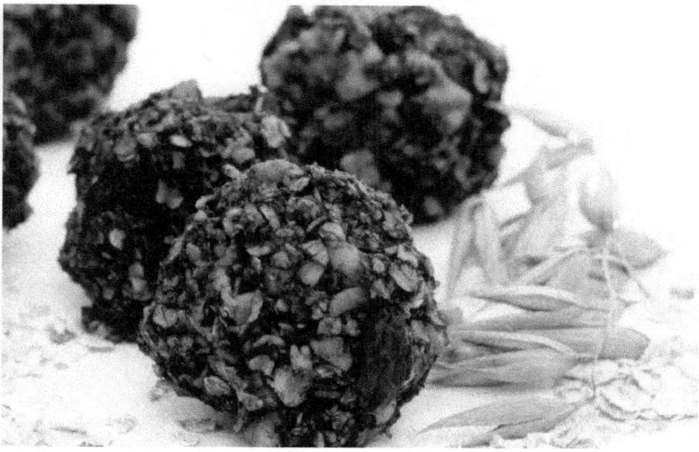

10-15 ბურთი

ინგრედიენტები:

- 1 მწირი ჭიქა (200 მლ) ნუში
- $1\frac{1}{2}$ ჭიქა (300 მლ) მზესუმზირის თესლი
- $\frac{1}{2}$ ჭიქა (100 მლ) გოგრის თესლი
- 2 ჩაის კოვზი დაფქული ჯანჯაფილი
- 2 ჩაის კოვზი დაფქული კბილი 2 სუფრის კოვზი დარიჩინი
- მწიკვი მარილი
- $\frac{1}{4}$ ჭიქა (50 მლ) ქოქოსის ზეთი
- $1\frac{3}{4}$ ჭიქა (400 მლ) ქიშმიში, გაჟღენთილი

მიმართულებები

a) ნუში, მზესუმზირის თესლი და გოგრის თესლი დასხითკვების პროცესორში, სანამ წვრილადარ დაქუცმაცდება. დაამატეთ სანელებლები და მარილი და კვლავ დამუშავეთ

b) გადააქციეთქოქოსის ზეთი თხევადორმაგ თბილქვაბში.

c) დაუმატეთქოქოსი და ქიშმიში და დაამუშავეთსანამ კარგადარ აურიეთ და ჭერთბურთულებადდა შედგითმაცივარში. ქოქოსის ზეთი ბურთებს გამაგრებს.

26.   ნიახურის საჭმელი

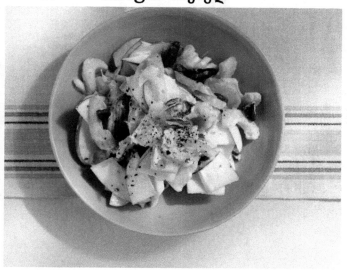

1 პორცია

ინგრედიენტები:

- 1 ვაშლი
- ნიახურის ყუნწი
- ¼ ჭიქა (50 მლ) ნიგოზი, გაფცქვნილი

მიმართულებები

a) ვაშლი და ნიახური დავჭრათ წვრილად და წვრილად დავჭრათ ნიგოზი.

b) შეურიეთ ყველა ინგრედიენტი ერთმანეთში.

27. სპირულინას ბურთები

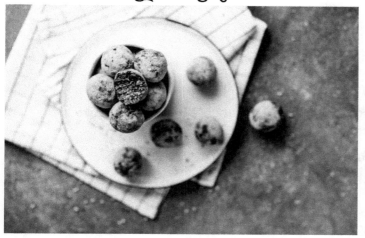

10-15 ბურთი

ინგრედიენტები:

- 3 ჭიქა (700 მლ) თხილი
- 1½ ჭიქა (300 მლ) ქიშმიში, გაჟღენთილი
- 2 სუფრის კოვზი ქოქოსის ზეთი, გახეხილი ლიმონის ცედრა 2 ლიმონისგან
- 1 სუფრის კოვზი სპირულინას ფხვნილი

მიმართულებები

a) თხილი ჩაყარეთკვების პროცესორში, სანამ არ დაფქვა.

b) დაუმატეთქიშმიში და ისევ დაამუშავეთ დაუმატეთქოქოსის ზეთი, ლიმონის ცედრა და სპირულინას ფხვნილი. გაახვიეთნაკბენის ზომის ბურთულებად ან მიირთვითროგორც არის.

28.   P , P ⍵ P snack

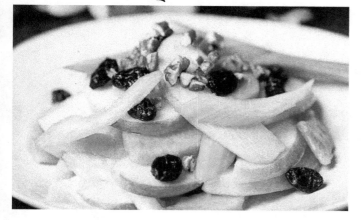

1 პორცია

ინგრედიენტები:

- ¼ ღერო პაპაია ან ½ პატარა
- 1 მსხალი
- ¼ ჭიქა (50 მლ) პეკანი

მიმართულებები

a) პაპაია და მსხალი დავჭრათ ნაჭრებად თხილი კი წვრილად დავჭრათ

b) მოათავსეთ ყველა ინგრედიენტი ლამაზ თასში.

29. ხახვის კრეკერი

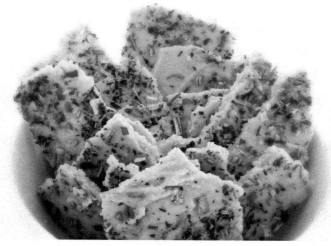

ინგრედიენტები:

- 1½ ჭიქა (300 მლ) გოგრის თესლი
- ½ ჭიქა (100 მლ) სელის თესლი, გაჟღენთილი
- ½–1 წითელი ხახვი

მიმართულებები

a) მოამზადეთსელის თესლი 1 ჭიქა წყალში 4 საათის განმავლობაში. გოგრის მარცვლები ჩაყარეთკვების პროცესორში, სანამ წვრილად არ დაჭერით დაამატეთგაჟღენთილი სელის თესლი და კვლავ დაამუშავეთ დაამატეთწითელი ხახვი, დაჭერითუფრო დიდნაჭრებად და აურიეთცომში.

b) წაუსვითპერგამენტის ქაღალდზე ან ფურცელზე თხელი და თანაბარი ფენით კარაქის დანითდავჭრათკვადრატებად

30. ყვითელი ყვავილოვანი კომბოსტო

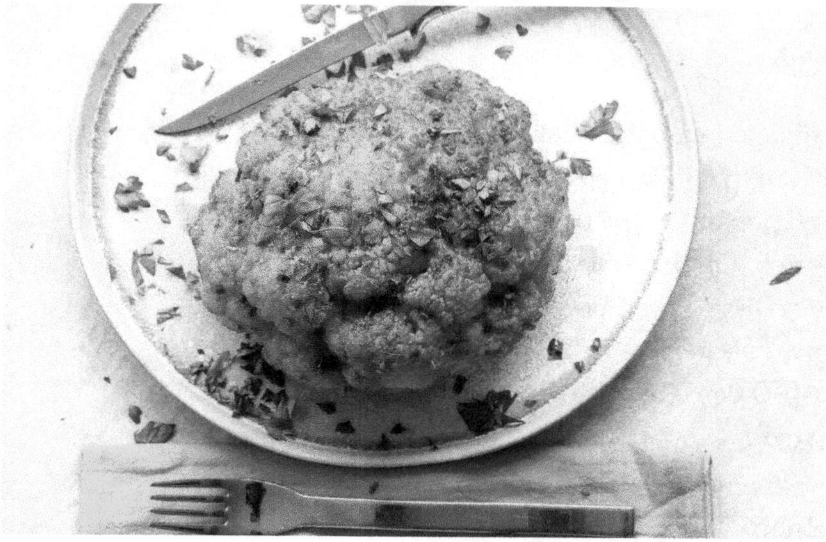

2 პორცია

ინგრედიენტები:

- 1 თავი ყვავილოვანი კომბოსტო
- 2 ჩაის კოვზი ლიმის წვენი მწიკვი მარილი
- 1 სუფრის კოვზი ზეითუნის ზეთი
- 1-2 სუფრის კოვზი კარი
- 1 ყვითელი ბულგარული წიწაკა
- $1\frac{1}{4}$ უნცია (50 გრ) ბარდის ყლორტები
- $\frac{3}{4}$ ჭიქა (50 მლ) მზესუმზირის თესლი
- 1 ავოკადო

მიმართულებები

a) ყვავილოვანი კომბოსტოდავჭრათპატარა ყვავილედებად ჩაასხით კვების პროცესორში წვრილადდაჭრამდე. დაუმატეთლიმის წვენი, მარილი, ზეითუნის ზეთი და კური და კვლავ დაამუშავეთ სანამ ყველაფერი კარგადარ ერთგვაროვანია. ჩადეთთასში.

b) წიწაკა და ჭერითკუბიკებადდა შეურიეთყვავილოვანი კომბოსტოს ნარევს ბარდის ყლორტებთან და მზესუმზირის მარცვლებთან ერთად

c) მიირთვითავოკადოსთან ერთად

31. საფი ბრაზილის თბილთ

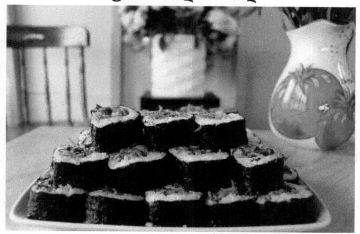

2 პორცია

ინგრედენტები:

- 6 ნორის ფურცელი
- $\frac{3}{8}$ ჭიქა (75 მლ) ბრაზილის იხილი
- 1 ავოკადო
- 1 მწირი ჭიქა (200 მლ) მკვავე კომბოსტო

მიმართულებები

a) ნორის ფურცლები დავჭრათ 2 ინჩის (5 სმ) სიგანის ზოლებად იხილი დავჭრათ იწვრილდდა დავჭრათ ავოკადო.

b) შეჭრეთმკვავე კომბოსტს. მიღებული მასა მოათავსეთნორის ზოლებში და მოყარეთ

78

32.   ჩილს და კაკლის რულეტები

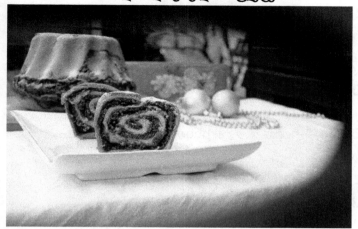

2-3 პორცია

ინგრედიენტები:

- ნორის 5 ფურცელი
- 1½ ჭიქა (350 მლ) ნიგორი
- 2 სტაფილო
- 5 მზეზე გამომშრალი პომიდორი, გაჟღენთილი
- ¼-½ ახალი წიწაკა
- ½ ჭიქა (100 მლ) ორეგანო, ახალი
- ¼ წითელი წიწაკა
- 1 სუფრის კოვზი ლიმონის წვენი
- ½ ჭიქა (100 მლ) მჟავე კომბოსტო

მიმართულებები

a) ნორის ფურცლები დავჭრათ2 ინჩის (5 სმ) სიგანის ზოლებად

b) ნიგორი ჩაყარეთკვების პროცესორში, სანამ წვრილად არ დაჭრიან. დაუმატეთწვრილად დაჭრილი სტაფილო. დაუმატეთმზეზე გამხმარი პომიდორი, წიწაკა , ორეგანო, წიწაკა და ლიმონი და აურიეთ ერთგვაროვანი მასის მიღებამდე. ჩაასხითჭურჭელი თასში.

c) **როგორ მოვამზადოთ როლეტები:** აიღეთნორის ზოლები და დაუმატეთ დაახლოებით3 სუფრის კოვზი თხილის დიპი და ½ სუფრის კოვზი მჟავე კომბოსტო.

d) გააბრტყელეთ და გაიმეორეთ დაახლოებით10 როლეტის გასაკეთებლად

33. სუშის შუქი

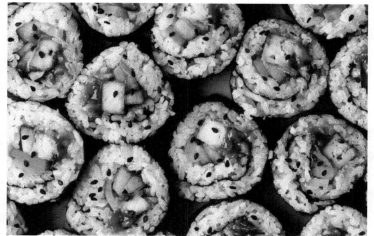

2 პორცია

ინგრედიენტები:

- 1 ოხრახუში
- 2 სტაფილო
- 2 ყვითელი ბულგარული წიწაკა
- $\frac{1}{4}$ დიდი ან 1 პატარა პაპაია
- ნორის ფურცელი
- მიირთვით ვასაბის პასტა და თამარი გემოვნებით

მიმართულებები

a) გაფცქვენით ოხრახუში. დაჭერით ოხრახუში, სტაფილო და წიწაკა და შემდეგ დაჭერით პაპაია 2 ინჩი (5 სმ) სიგრძის ნაჭრებად ავოგადო ასევე დავჭრათ თხელ ნაჭრებად ბოსტნეული მოათავსეთ ლანგარზე.

b) ნორის ფურცლები დავჭრათ 2 ინჩის (5 სმ) სიგანის ზოლებად

c) ცალკე თასებში მიირთვით თამარი და ვასაბი. თითოეული ბოსტნეულის ჯოხი ნორზე და ფუთვასაბით და გააბრტყელეთ რულეტი ჩაყარეთ თამარში ჭამის წინ.

34. ტეხასის ხიზილალა

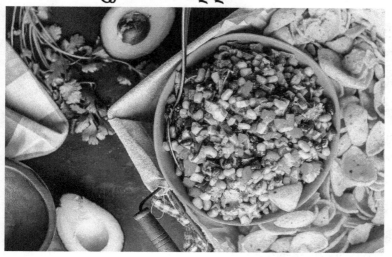

ინგრედიენტები:

- ⅓ ჭიქა (55 გრ) ხახვი, დაჭრილი
- ½ ჭიქა (75 გრ) მწვანე ბულგარული წიწაკა, დაჭრილი
- ½ ჭიქა (50 გრ) ხახვი, დაჭრილი
- ¼ ჭიქა (36 გრ) ხალაპენოწიწაკა, დაჭრილი
- 1 სუფრის კოვზი (10 გრ) დაფქული ნიორი
- 20 პომიდორი ჩერი, გაჭრილი
- 8 უნცია (235 მლ) შემცირებული ცხიმიანი იტალიური დრესინგი
- 2 ჭიქა (450 გრ) დაკონსერვებული შავი თვალის ბარდა, გადაწურული
- ½ ჩაის კოვზი (1 გ) დაფქული ქინძი
- ¼ ჭიქა (15 გრ) ახალი კილანტრო, დაჭრილი

მიმართულებები

a) ლიდიასში აურიეთხახვი, მწვანე ბულგარული წიწაკა, ხახვი, ხალაპენოწიწაკა, ნიორი, ჩერი პომიდორი, იტალიური დრესინგი, შავითვალა ბარდა და ქინძი. დაფარეთდა შედგითმაცივარში დახლოებით2 საათის განმავლობაში.

b) სუფრასთან მიტანის წინ მოაყარეთახალი კილანტრო.

35. უცხიმო კარტოფილის ჩიფსები

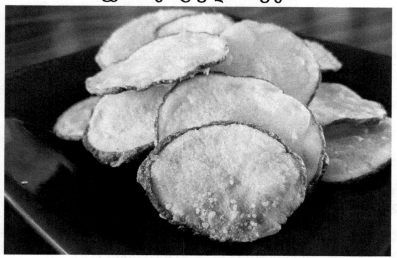

ინგრედიენტები:

- 4 საშუალო კარტოფილი
- თქვენი არჩევანი სანელებლები ან მწვანილი

მიმართულებები

a) თუ კარტოფილი ძველია , გახეხეთ კანი და ჭრამდე. თუ კარტოფილი ახალია ან კარგი კანი აქვს, არ მოაშოროთ კანი, უბრალოდ კარგად გახეხეთ კარტოფილი დავჭრათ 1/16 ინჩის (1,5 მმ) სისქის ნაჭრებად კარტოფილი.

b) სურვილისამებრ, მოაყარეთ თქვენი არჩევანის სანელებლები ან მწვანილი. თუ თქვენ გაქვთ მიკროტალღური ბეკონის უჯრა , მოათავსეთ დაჭრილი კარტოფილი უჯრაზე ერთფენად დაფარეთ მიკროტალღოვანი, მრგვალი, მძიმე პლასტმასის საფრით თუ ბეკონის უჯრა არ გაქვთ მოათავსეთ კარტოფილი ორ მიკროტალღურ თეფშს შორის. მიკროტალღური მაღალი (სრული სიმძლავრის) 7-დან 8 წუთის განმავლობაში.

c) მომზადების დრო შეიძლება ოდნავ განსხვავდებოდეს, თქვენი მიკროტალღური ღუმელის სიმძლავრის მიხედვით დაჭრილი კარტოფილი არ უნდა გადაატრიალოთ თეფშები ცხელი იქნება კარტოფილის მომზადების დროისთვის. გააგრძელეთ მიკროტალღური ღუმელში დაჭრილი კარტოფილის დარჩენილი ნაწილი, როგორც ზემოთ იყო მითითებული.

36. უცხიმო ტორტილას ჩიფსები

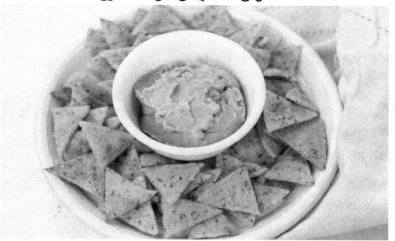

ინგრედიენტები:

- 1 სიმინდის ტორტილა
- არაწებოვანი მცენარეული ზეთის სპრეი

მიმართულებები

a) გააცხელეთ ღუმელი 350°F-ზე (180°C, ან გაზის ნიშანი 4). ტორტილა დავჭრათ6 ნაწილად ტორტილას ნაჭრები მოათავსეთ საცხობ ფირფიტაზე. შეასხურეთარაწებოვანი მცენარეული ზეთის სპრეით გადააბრუნეთტორტილები და შეასხურეთმეორე მხარე.

b) გამოაცხვეთ10 წუთის განმავლობაში, ან სანამ არ გახდება ხრაშუნა და კიდეებზე ყავისფერი.

37. უცხიმო ხახვი Dip

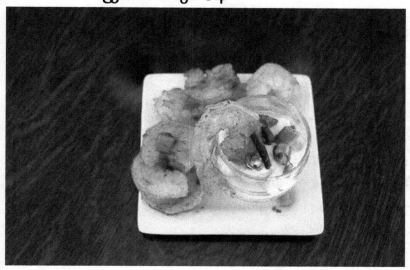

ინგრედიენტები:

- 1 ჭიქა (225 გრ) უცხიმო ხაჭო
- $\frac{1}{4}$ ჭიქა (25 გრ) ხახვი, დაჭრილი
- 2 ჩაის კოვზი (10 მლ) ლიმონის წვენი

მიმართულებები

a) შეურიეთ ყველა ინგრედიენტი ბლენდერში ან კვების პროცესორში და დაამუშავეთ სანამ გლუვი არ გახდება.

b) შედგით მაცივარში მინიმუმ ერთი საათით რათა გემოს განვითარებას დრო მისცეს.

38. გარბანცო დიპი

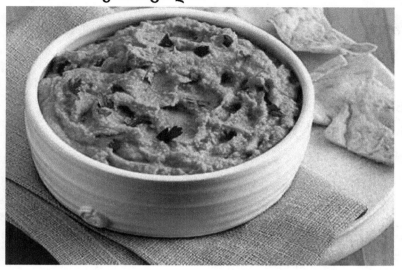

ინგრედიენტები:

- 2 ჭიქა (450 გრ) დაკონსერვებული გარბანზო ლობიო, გამოწურული და გარეცხილი
- 1 ჭიქა (230 გრ) ჩვეულებრივი უცხიმო იოგურტი
- 2 სუფრის კოვზი (30 მლ) ლიმონის წვენი
- 2 სუფრის კოვზი (30 მლ) ზეითუნის ზეთი
- ცხარე წიწაკის სოუსი
- 1 ჭიქა (135 გრ) კიტრი, გახეხილი და კუბებად დაჭრილი
- $\frac{1}{4}$ ჭიქა (40 გრ) წითელი ხახვი, დაჭრილი
- $\frac{1}{4}$ ჭიქა (30 გრ) სტაფილო, გახეხილი
- $\frac{1}{2}$ ჭიქა (90 გრ) რომა პომიდორი, დაჭრილი

მიმართულებები

a) გარბანზო, იოგურტი, ლიმონის წვენი, ზეითუნის ზეთი და ცხარე წიწაკის სოუსი აურიეთ ბლენდერში ან კვების პროცესორში, სანამ არ გახდება გლუვი.

b) დიპი გადაიტანეთ არაღრმა კერძების თასში. დარჩენილი ინგრედიენტები აურიეთ ერთმანეთში და გადაანაწილეთ დიპლომატზე.

მთავარი კერძი

39. Mung ლობიო და ბრინჯი ბოსტნეულით

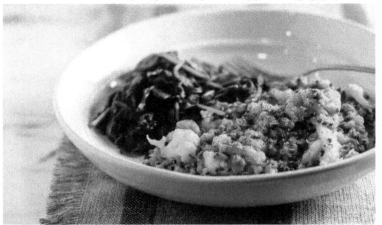

ინგრედიენტები:

- 4 ½ ჭიქა წყალი
- ½ ჭიქა მთელი მუნგის ლობიო
- ½ ჭიქა ბასმატის ბრინჯი
- 1 ხახვი, დაჭრილი და 3 კბილი ნიორი, დაჭრილი
- ¾ ჭიქა წვრილად დაფქული ჯანჯაფილის ფესვი
- 3 ჭიქა დაჭრილი ბოსტნეული
- 2 სუფრის კოვზი ნაღები ან ზეთი
- ¾ სუფრის კოვზი კურკუმა
- ¼ ჩაის კოვზი გამხმარი დაქუცმაცებული წითელი წიწაკა
- ¼ ჩაის კოვზი დაფქული შავი პილპილი
- ½ ჩაის კოვზი ქინძი
- ½ ჩაის კოვზი კუმინი
- ½ ჩაის კოვზი მარილი

მიმართულებები:

a) გარეცხეთ მუნგი და ბრინჯი. მუნგა ლობიო დაუმატეთ მდუღარე წყალს და მოხარშეთ სანამ არ დაიწყებს გაყოფას. დაამატეთ ბრინჯი და მოხარშეთ კიდევ 15 წუთი, დროდადრო აურიეთ ახლა დაამატეთ ბოსტნეული.

b) გააცხელეთ ნაღები/ზეთი მოშუშულ ტაფაში და დაუმატეთ ხახვი, ნიორი და ჯანჯაფილი და მოშუშეთ სანამ გამჭვირვალე გახდება. დაამატეთ სანელებლები და მოხარშეთ კიდევ 5 წუთი, მუდმივად აურიეთ საჭიროების შემთხვევაში დაამატეთ ცოტა წყალი. დაამატეთ ეს მოხარშულ ბრინჯს და ლობიოს. შეგიძლიათ შეცვალოთ ბოსტნეული, როგორც გსურთ ასევე გამოიყენოთ ბრაგის თხევადი ამინები, თამარი ან სოიოს სოუსი მარილის ნაცვლად შესანიშნავი გემო აქვს იოგურტთან ერთად

40. წიწაკა-ქერქიანი ტუნა

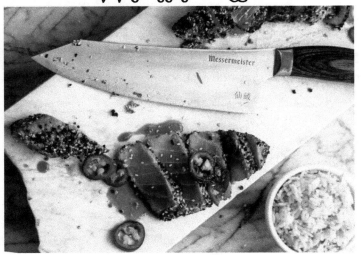

ინგრედიენტები

- 1 (5 უნცია) ნაჭერი ველური ტუნა
- 1 ლიმონის წვენი
- ¼ ჭიქა ურეში დაფქული შავი პილპილი
- ¼ ჭიქა სეზამის თესლი
- 1 სუფრის კოვზი ექსტრა ხელუხლებელი ზეითუნის ზეთი
- 1 კბილი ნიორი, თხლად დაჭრილი

მიმართულებები

a) ტუნა მოათავსეთ თასში და დაასხით ახალი ლიმონის წვენი. ბრტყელ თეფშზე მოათავსეთ წიწაკა და სეზამის მარცვლები. თინუსი დაასველეთ წიწაკის/სეზამის მარცვლებში და მთლიანად შეფუთეთ

b) პატარა ტაფაზე მაღალ ცეცხლზე გააცხელეთ ზეთი და ნიორი. ტაფაში დაამატეთ ტუნა და მოხარშეთ თითო მხარეს 1 წუთი. მიირთვით მოშუშულ ისპანახთან ერთად ან გვერდით სალათით, რომელიც გამოცხვარია ზეითუნის ზეთით და ლიმონის წვენით

41. ყავისფერი ბრინჯის რიზოტო

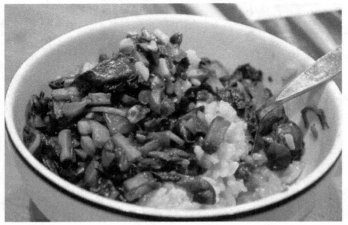

ინგრედიენტები

- 1 სუფრის კოვზი ექსტრა ხელუხლებელი ზეითუნის ზეთი
- 2 კბილი ნიორი, დაჭრილი
- 1 დიდი პომიდორი, დაჭრილი
- 3 მუჭა ბავშვის ისპანახი
- 1 ჭიქა სოკო, დაჭრილი
- 2 ჭიქა ბროკოლის ყვავილები
- მარილი და პილპილი, გემოვნებით
- 2 ჭიქა მოხარშული ყავისფერი ბრინჯი
- მწიკვი ზაფრანა
- გახეხილი პარმეზანი (სურვილისამებრ)
- წითელი ჩილის ფანტელები (სურვილისამებრ)

მიმართულებები

a) გააცხელეთ ზეთი დიდ ტაფაზე საშუალო ცეცხლზე. ნიორი ვშუშოთ სანამ არ გახდება ოქროსფერი. დაამატეთ პომიდორი, ისპანახი, სოკო და ბროკოლი. მოაყარეთ მარილი და პილპილი და მოხარშეთ სანამ ბოსტნეული არ დარბილდება. დაუმატეთ ბრინჯი და ზაფრანა და აურიეთ ისე, რომ ბოსტნეულის წვენი ბრინჯში გაჟღენთილიყო.

b) მიირთვით თბილი ან ცივი, სურვილისამებრ მოაყარეთ პარმეზანი და/ან წითელი წიწაკის ფანტელები.

42. რეტოქსი ნაჩრსი

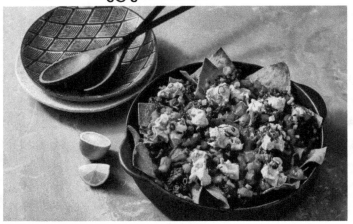

ინგრედიენტები

- 1 სუფრის კოვზი ექსტრა ხელუხლებელი ზეითუნის ზეთი
- 2 კბილი ნიორი, დაჭრილი
- 2 ჭიქა ბავშვის ისპანახი
- ½ ფუნტი ორგანული საქონლის ხორცი
- ½ თეთრი ხახვი, დაჭრილი
- 1 პომიდორი, დაჭრილი
- ½ ავოკადო, კუბებად დაჭრილი
- არაჟანი, დაჭრილი ხალაპენიო, ახალი კილანტრო, დეკორაციისთვის
- სეზამის ლურჯი ტორტილას ჩიფსები

მიმართულებები:

a) ტაფაზე საშუალო ცეცხლზე გავაცხელოთ ზეთი. დაუმატეთ ნიორი და მოურიეთ სანამ ოქროსფერი არ გახდება. დაუმატეთ ისპანახი და მოურიეთ სანამ არ გაფუჭდება, დაახლოებით 5 წუთი. გადმოიღეთ ტაფიდან და გააციეთ თეფშზე.

b) იმავე ტაფაში მოაყარეთ დაფქული ხორცი, მოხარშვისას ხის კოვზით გატეხეთ როცა ხორცი მოიხარშება, ამოიღეთ და მოაყარეთ ისპანახი.

c) ზემოდან მოაყარეთ ხახვი, პომიდორი და ავოკადო. სურვილისამებრ მორთეთ არაჟნით, ხალაპენოსით და კილანტროთ.

d) მიირთვით ტორტილას ჩიფსებით და ჩაყვინთეთ!

43. გუმბათს გარეშე მაკარონი

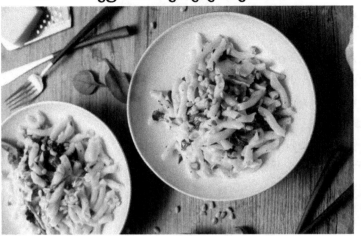

ინგრედიენტები

- 8 უნცია წიწიბურას მაკარონი
- 1 (14 უნცია) ქილა არტიშოკის გული (წყალში)
- 1 მუჭა ახალი პიტნა
- ½ ჭიქა დაჭრილი მწვანე ხახვი
- 2 სუფრის კოვზი მზესუმზირის თესლი (სურვილისამებრ)
- 4 სუფრის კოვზი დამატებითი ხელუხლებელი ზეითუნის ზეთი

მიმართულებები:

a) დიდი ქვაბი წყალი მიიყვანეთადუღებამდე. დაამატეთმაკარონი და მოხარშეთ8-დან 12 წუთის განმავლობაში, შეფუთვაზე მითითებების მიხედვით

b) ხარშვისას დაჭერითარტიშოკის გულები და დაჭერითპიტნა. როცა მოიხარშება, გადაწურეთმაკარონი და მოათავსეთთასში.

c) დაამატეთარტიშოკი, პიტნა, მწვანე ხახვი და მზესუმზირის თესლი (თუიყენებთდა არგაწუხებთშაკიკი).

d) მოასხითზეითუნის ზეთი და მოაყარეთ შეგიძლიათმიირთვათეს ცხელი ან ცივი.

44. ოქროს თევზი

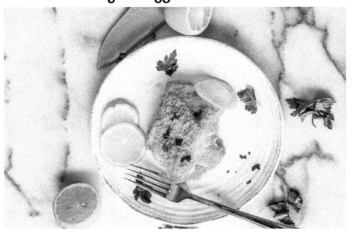

ინგრედიენტები:

- 1 სუფრის კოვზი ექსტრა ხელუხლებელი ზეითუნის ზეთი
- 2 კბილი ნიორი
- 1 დიდი ყვითელი ხახვი, დაჭრილი
- 4 (6 უნცია) ველური დაჭერილი ალასკანის ვირთევზა (ან ველური დაჭერილი თევზი არჩეული)
- 2 ლიმონის წვენი
- 1 ჩაის კოვზი კურკუმა

მიმართულებები:

a) გააცხელეთზეთი დიდტაფაზე საშუალოცეცხლზე. დაუმატეთნიორი და მოხარშეთსანამ ოქროსფერი არგახდება. დაუმატეთხახვი და მოშუშეთგამჭვირვალემდე.

b) თევზს დაწურეთლიმონის წვენი და მოაყარეთკურკუმა. მოხარშეთ თევზი თითომხარეს 5 წუთის განმავლობაში ან სანამ ჩანგლით ადვილადამოიფანტება. მიირთვითბრინჯთან და ბოსტნეულთან ერთად

45. ორაგული Crush Crunch

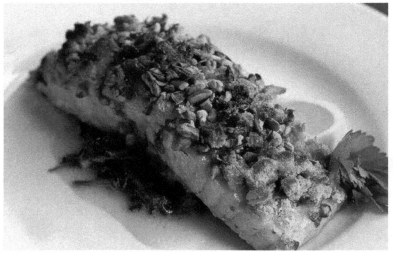

ინგრედიენტები

- 1 (6 უნცია) ორაგულის ფილე
- 3 ჩაის კოვზი ზეითუნის ზეთი, გაყოფილი
- 2 ჭიქა ბავშვის ისპანახი
- 1 ჭიქა კუბებად დაჭრილი ბროკოლი
- 1 ჭიქა მოხარშული ქინოა ან ველური ბრინჯი
- 1 ჩაის კოვზი სელის ან სეზამის თესლი (სურვილისამებრ)

მიმართულებები:

a) გაწურეთ ორაგული 1 ჩაის კოვზი ზეითუნის ზეთით გააცხელეთ ტაფა საშუალო ცეცხლზე. დაუმატეთ ორაგული და აწიეთ სითბო მაღლა. მოხარშეთ 3 წუთი, შემდეგ გადააბრუნეთ და მოხარშეთ კიდევ 4 ან 5 წუთი, სანამ არ მოიხარშება და ჩანგლით ადვილად მოიფანტება.

b) დააყენეთ განზე. იმავე ტაფაში გააცხელეთ დარჩენილი 2 ჩაის კოვზი ზეითუნის ზეთი საშუალო ცეცხლზე. დაუმატეთ ისპანახი და ბროკოლი და მოხარშეთ სანამ ისპანახი არ გაფუჭდება და ბროკოლი არ გახდება რბილი. დაუმატეთ ქინოა ან ბრინჯი და აურიეთ

c) თუ იყენებთ მოაყარეთ სელის ან სეზამის მარცვლები. ტაფაზე დავამატოთ ორაგული და ჩანგლით გავფცქვნათ ყველაფერი აურიეთ და მიირთვით თასში ან სალათის ფურცელზე.

46. Quinoa Tabboul ეჳ

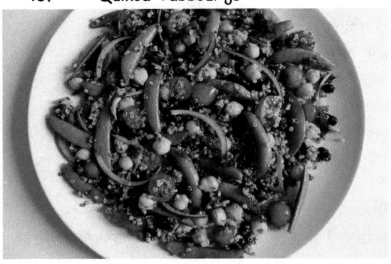

ინგრედიენტები

- ½ ჭიქა მოხარშული ქინოა
- 2 კონა ოხრახუში, წვრილად დაჭრილი
- ½ თეთრი ხახვი, კუბებად დაჭრილი
- 1 პომიდორი, კუბებად დაჭრილი
- 1 სუფრის კოვზი ექსტრა ხელუხლებელი ზეითუნის ზეთი
- 1 ლიმონის წვენი

მიმართულებები:

a) თასში აურიეთქინოა , ოხრახუში, ხახვი და პომიდორი. ჩაიცვით ზეითუნის ზეთითდა ლიმონის წვენით

b) აურიეთდა გემრიელადმიირთვით

47. ფეტვი, ბრინჯი და ბროწეული

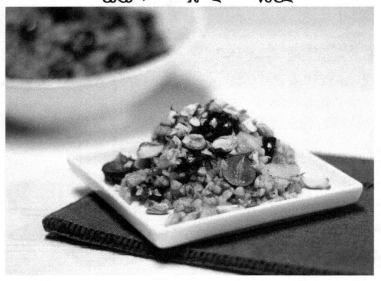

ინგრედიენტები

- 2 ჭიქა თხელი პოჰე (გაბრტყელებული ბრინჯი)
- 1 ჭიქა ადუღებული ფეტვი ან ბრინჯი
- 1 ჭიქა სქელი მაწონი (ძალიან თხელი იოგურტი)
- 1/2 ჭიქა ბროწეულის ნაჭრები
- 5-6 კარის ფოთოლი
- 1/2 ჩაის კოვზი მდოგვის თესლი
- 1/2 ჩაის კოვზი ცილის თესლი
- 1/8 ჩაის კოვზი ასაფოეტიდა
- 5 ჩაის კოვზი ზეთი
- შაქარი გემოვნებით
- მარილი გემოვნებით
- ახალი ან ხმელი ქოქოსი - გახეხილი
- ქინძის ახალი ფოთლები

მიმართულებები

a) გააცხელეთზეთი და დაუმატეთმდოგვის მარცვლები.

b) როდესაც ისინი გაფუფდებიან, დაამატეთცილის თესლი, ასაფოეტიდა და კარის ფოთლები.

c) დიდთასში მოათავსეთპოჰე . შეუთავსეთზეთის სანელებლების მიქსს, შაქარს და მარილს.

d) როცა გაცივდება, შეურიეთიოგურტი, ქინძი და ქოქოსი .

e) სურვილისამებრ მიირთვითქინძითა და ქოქოსით

48. ესპანური წიწილა და მაკარონი

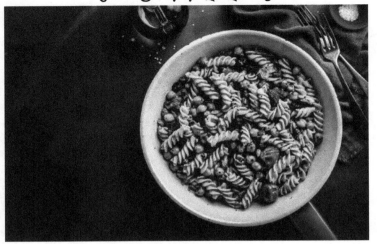

პორცია: 4

ინგრედიენტები

- 2 სუფრის კოვზი ზეითუნის ზეთი
- 2 კბილი ნიორი
- 1/2 სუფრის კოვზი შებოლილი პაპრიკა
- 1 სუფრის კოვზი დაფქული კუმინი
- 1/2 სუფრის კოვზი ხმელი ორეგანო
- 1/4 სუფრის კოვზი კაიენის წიწაკა
- ახლადდაფქული შავი პილპილი
- 1 ყვითელი ხახვი
- 2 ჭიქა მოუმზადებელი ვეგანური მაკარონი
- 1 15 უნცია. შეიძლება კუბებადდაჭრილი პომიდორი
- 1 15 უნცია. შეიძლება მეოთხედი არტიშოკის გული
- 1 19 უნცია. შეიძლება წიწილა
- 1,5 ჭიქა ბოსტნეულის ბულიონი
- 1/2 სუფრის კოვზი მარილი (ან გემოვნებით)
- 1/4 კონა ახალი ოხრახუში
- 1 ახალი ლიმონი

მიმართულებები

a) დაჭერითნიორი და ჩაამატეთღრმა ტაფაზე ზეითუნის ზეთთან ერთად მოხარშეთსაშუალოდ დაბალცეცხლზე 1-2 წუთის განმავლობაში, ან მხოლოდსანამ რბილი და სურნელოვანი გახდება. ტაფაში დაუმატეთ შებოლილი პაპრიკა, ცილი, ორეგანო, კაიენის წიწაკა და ცოტაოდენი ახლადდაფქული შავი პილპილი. აურიეთდა შეწვითსანელებლები ცხელზეთში კიდევ ერთი წუთის განმავლობაში.

b) ხახვი დაჭერით კუბებად და ჩაამატეთ ტაფაში. ხახვი მოშუშეთ სანამ არ გახდება რბილი და გამჭვირვალე (დაახლოებით 5 წუთის შემდეგ). დაუმატეთ მაკარონი და მოშუშეთ კიდევ 2 წუთი.

c) წიწილა და არტიშოკის გული გადაწურეთ, შემდეგ დაამატეთ ტაფაში კუბიკებად დაჭრილი პომიდორის ქილა (წვენები), ბოსტნეულის ბულიონი და ნახევარი ჩაის კოვზი მარილი. უხეშად დაჭერით ოხრახუში და ჩაამატეთ ტაფაში, მცირე რაოდენობით მოაყარეთ მზა კერძი. ტაფაში აურიეთ ყველა ინგრედიენტი თანაბრად გაერთიანებამდე.

d) ტაფაზე დაახურეთ თავსახური და გაცხელეთ საშუალოზე მაღალზე. ტაფა დაუშვით ადუღებამდე. როგორც კი ადუღდება, დაუწიეთ ცეცხლს და გააჩერეთ 20 წუთის განმავლობაში. დარწმუნდით, რომ ის ადუღდება მთელი დროის განმავლობაში და, საჭიროების შემთხვევაში, ოდნავ აწიეთ სითბო, რათა შეინარჩუნოს ადუღება.

e) 20 წუთის ადუღების შემდეგ გამორთეთ ცეცხლი და გააჩერეთ 5 წუთი სახურავის მოხსნის გარეშე. ბოლოს ამოიღეთ სახურავი, ფუმფულა ჩანგლით და ზემოდან მოაყარეთ დარჩენილი დაჭრილი ოხრახუში. ლიმონი დაჭერით ნაჭრებად და თითოეულ თასზე დაასხით ახალი წვენი.

49. ჩილდ სკალშები ქოქოსის რძეში

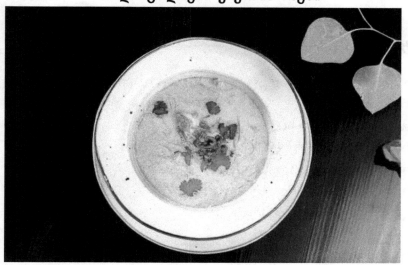

ემსახურება 4

ინგრედიენტები

- 1 ფუნტი ზღვის scallops (ან კუბურები თეთრი თევზი თქვენი არჩევანი)
- 1 სუფრის კოვზი წითელი ჩილის სამბალი
- 3 სუფრის კოვზი მცენარეული ზეთი
- 1/2 ჩაის კოვზი მდოგვის თესლი
- 8 ახალი კარის ფოთოლი
- 2 ჩაის კოვზი კოჭა-ნივრის პასტა
- 2 პატარა პომიდორი, დაჭრილი
- 1/2 ჩაის კოვზი კურკუმას ფხვნილი
- სუფრის მარილი, გემოვნებით
- წყალი, საჭიროებისამებრ
- ქოქოსის რძე, დეკორაციისთვის

მიმართულებები

a) თასში აურიეთსკალპები და სამბალი. (თუმის ნაცვლადგამომშრალ წითელწიწაკას იყენებთ, დაამატეთ2 ჩაის კოვზი ზეთიც.) გააჩერეთ15 წუთით

b) სანამ scallops marinating, გააცხელეთმცენარეული ზეთი საშუალო ზომის ტაფაზე. დაუმატეთმდოგვის მარცვლები; როდესაც ისინი იწყებენ გაფცქვნას, დაამატეთკარის ფოთლები, ჯანჯაფილის პასტა და პომიდორი.

c) შეწვითდაახლოებით8 წუთის განმავლობაში ან სანამ ზეთი არ დაიწყებს გამოყოფას ნარევის გვერდებიდან. დაუმატეთკურკუმა და მარილი და კარგადაურიეთ დაუმატეთდაახლოებით1 ჭიქა წყალი და მოხარშეთთავდახურული 10 წუთის განმავლობაში.

d) დამატეთscallops (ერთა დმთელი წითელი chili sambal) და მოხარშეთსაშუალოსითბოს სანამ scallops ბოლომდე, დახლოებით5 წუთი. მორთეთქოქოსის რძითდა მიირთვითცხელი.

50. ჩილი თუვზი ჩატნიით

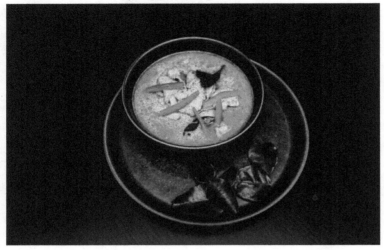

ემსახურება 4

ინგრედიენტები

- 1 ფუნტი თეთრი თევზი, დაჭრილი 11/2 დიუმიან ნაჭრებად
- 3/4 ჩაის კოვზი კურკუმას ფხვნილი
- 1/2 ლიმონის წვენი
- 1 ჩაის კოვზი ქინძის ფხვნილი
- 1 ჩაის კოვზი ცილის ფხვნილი
- 1/4 ჩაის კოვზი შავი პილპილის მარცვლები, უხეშად დაფქული
- 4 ხმელი წითელი წიწაკა, უხეშად დაფქული
- სუფრის მარილი, გემოვნებით
- მცენარეული ზეთი ღრმა შესაწვავად
- Chaat Spice Mix, სურვილისამებრ

მიმართულებები

a) თევზის კუბურები მოათავსეთთასში. კარგადწაუსვითკურკუმა და გააჩერეთდაახლოებით10 წუთი. გარეცხეთთევზი და გააშრეთ

b) თასში შეურიეთლიმონის წვენი, ქინძის ფხვნილი, ცილის ფხვნილი, შავი პილპილი, წითელი წიწაკა და მარილი; აურიეთკარგად დაამატეთთევზი და აურიეთ რომ ყველა ნაჭერი კარგადიყოს დაფარული. შედგითმაცივარში თავდახურული 2 საათით

c) გააცხელეთმცენარეული ზეთი ღრმა ტაფაზე ან ღრმა ტაფაზე 350°-მდე. შეწვითრამდენიმე ნაჭერი თევზი ერთდროულად ამოიღეთ ზეთიდან დაჭრილი კოვზითდა გადაწურეთქაღალდის პირსახოცზე. გააგრძელეთსანამ ყველა თევზი არშემწვარი.

d) გადაყარეთდარჩენილი მარინადი. მიირთვითდაუყოვნებლივ.

e) თუსასურველია, თეფშის მირთმევის წინ მოაყარეთChaat Spice Mix .

51.   სემოლინა ბოსტნეულით

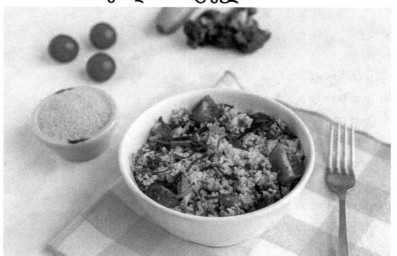

ინგრედიენტები

- ½ ჭიქა სემოლინა
- 1 ჭიქა წყალი
- 2 სუფრის კოვზი ზეთი
- 1/4 სუფრის კოვზი მდოგვის თესლი
- 1/4 სუფრის კოვზი ცილის თესლი
- 1 მწიკვი ასაფეტიდა
- 5-6 კარის ფოთოლი
- ½ სუფრის კოვზი გახეხილი ჯანჯაფილი
- ½ სუფრის კოვზი ქინძის ფხვნილი
- ½ სუფრის კოვზი ცილის ფხვნილი
- მარილი გემოვნებით
- 1-2 პომიდორი - შეგიძლიათმოხარშოთან მიირთვათუმი გვერდით
- 1 ჭიქა კარტოფილი, კომბოსტო, ყვავილოვანი კომბოსტო, სტაფილო.
- ახალი ქოქოსი
- ქინძის ახალი ფოთლები

მიმართულებები

a) შეწვითსემოლინა ტაფაში 10-15 წუთის განმავლობაში, სანამ არ გახდება მოვარდისფრო ყავისფერი. ამოიღეთტაფიდან.

b) გააცხელეთზეთი და დაუმატეთმდოგვის მარცვლები. როდესაც ისინი ააფეთქეს, დაამატეთკვარცხლბეკი, ასაფეტიდა , კარის ფოთლები, ჯანჯაფილი, ქინძის ფხვნილი და ცილის ფხვნილი. დაამატეთ ბოსტნეული და ნახევარი მოხარშეთ

c) დაუმატეთშემწვარი სემოლინა , მარილი და წყალი. მიიყვანეთ ადუღებამდე, დაფარეთდა ადუღეთ10 წუთის განმავლობაში. დაფარეთსახურავი და შეწვით2-დან 3 წუთის განმავლობაში. დაამატეთახალი ქოქოსი გემოვნებითდა ქინძის ფოთლები.

52. ჭარხალი-სტაფილო კასეროლი

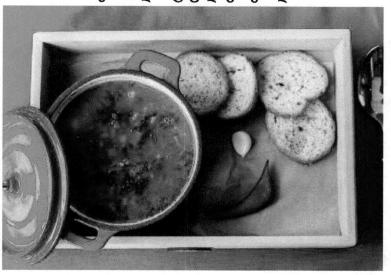

ემსახურება 4-6

ინგრედიენტები:

- 2 მტევანი ხახვი, დაჭრილი
- 3 კბილი ნიორი, დაჭრილი
- ნაღები ან მცენარეული ზეთი
- 1 კონა ქარხალი
- 1 ფუნტი სტაფილო
- სოიოს სოუსი ან თამარი და ფქული შავი პილპილი
- 1 ფუნტი გახეხილი ყველი

მიმართულებები:

a) გახეხეთ ქარხალი და სტაფილო. ორთქლის ქარხალი მთლიანად არ მოჭრათ ფესვები ან ღეროები. დახლოებით 15-20 წუთის შემდეგ დაამატეთ სტაფილო. ორთქლზე ადუღებამდე, მაგრამ მყარი. შემდეგ ამოიღეთ გარე კანი ქარხლიდან და სტაფილოდან. გახეხეთ მსხვილი სახეხით შეინახეთ ქარხალი და სტაფილო ცალკე, რათა შეინარჩუნოთ მათი განსხვავებული ფერები.

b) ხახვი და ნიორი მოვშუშოთ ზეთში ან ნაღში, სანამ არ დარბილდება. მოაყარეთ ქარხალი და სტაფილო და შავი პილპილი. მოათავსეთ ჭურჭელში. მოაყარეთ სოიოს სოუსი ან თამარი. გადააფარეთ გახეხილი ყველი და მოხარშეთ სანამ ყველი არ გადნება და ოქროსფერი არ გახდება.

53. ნაღების ნუშის ქათამი

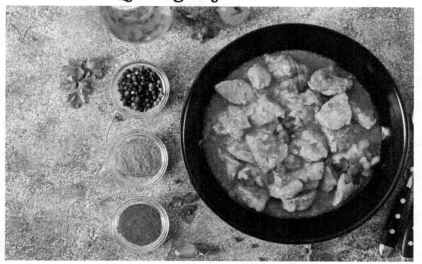

ემსახურება 4-5

ინგრედიენტები

- 1/4 ჭიქა გათქვითქული ნუში
- წყალი, საჭიროებისამებრ
- 4 სუფრის კოვზი მცენარეული ზეთი
- დაფნის ფოთოლი
- მიხაკი
- 5 წიწაკის მარცვლები
- 1 მწვანე წიწაკა, თესლი და დაჭრილი
- 1 სუფრის კოვზი კოჭა-ნივრის პასტა
- 8 ცალი ქათმის თეძოები ტყავის გარეშე
- 1/2 ჩაის კოვზი წითელი ჩილის ფხვნილი
- 1/4 ჩაის კოვზი კურკუმას ფხვნილი
- 1 ჩაის კოვზი ქინძის ფხვნილი
- 1/2 ჩაის კოვზი ცხელი სანელებლების მიქსი
- სუფრის მარილი, გემოვნებით
- 1/4 ჭიქა ჩვეულებრივი იოგურტი, ათქვეფილი
- 1/4 ჭიქა მძიმე კრემი

მიმართულებები

a) ბლენდერში ან კვების პროცესორში აურიეთნუში რამდენიმე სუფრის კოვზწყალთან ერთად რომ მიიღოთსქელი, გლუვი პასტა. დააყენეთ განზე. ტდტაფაში გააცხელეთმცენარეული ზეთი საშუალოზე. დაამატეთდაფნის ფოთოლი, კბილი, წიწაკის მარცვლები, მწვანე წიწაკა და კოჭა-ნივრის პასტა; შეწვითდახლოებით10 წამის განმავლობაში. დაუმატეთქათამი და მოშუშეთორივე მხრიდან კარგადშეწითლებამდე, დახლოებით5-10 წუთის განმავლობაში.

b) დაუმატეთ წითელი წიწაკა, კურკუმა, ქინძი, სანელებლების ნაზავი და მარილი; მოხარშეთ დაახლოებით 5 წუთის განმავლობაში. დაუმატეთ იოგურტი და მოშუშეთ სანამ ცხიმი არ დაიწყებს გამოყოფას. დაამატეთ დაახლოებით 1/2 ჭიქა წყალი.

c) დააფარეთ თავსახური და ადუღეთ სანამ ქათამი არ გახდება რბილი და მოხარშული, დაახლოებით 10-15 წუთის განმავლობაში. დროდადრო აურიეთ, დაამატეთ რამდენიმე სუფრის კოვზი წყალი, თუ კერძი ძალიან მშრალი გეჩვენებათ დაუმატეთ ნუშის პასტა და კრემი. მოხარშეთ თავდახურული, საშუალო ცეცხლზე დაახლოებით 8 წუთის განმავლობაში.

54. ცხარე ცხარე ცხვრის ხორცი

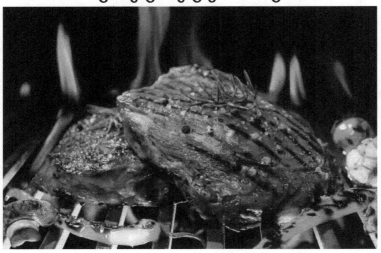

ემსახურება 4

ინგრედიენტები

- 11/4 ფუნტი უცხიმო დაფქული ცხვრის ხორცი
- 1 ჩაის კოვზი გახეხილი ახალი ჯანჯაფილი
- 1/2 ჩაის კოვზი წითელი ჩილის ფხვნილი
- ჩაის კოვზი დაფქული ნიორი
- სუფრის კოვზი ჩვეულებრივი იოგურტი, ათქვეფილი
- 1/4 ჩაის კოვზი კურკუმას ფხვნილი
- 1 სერანომწვანე წიწაკა, თესლი და დაჭრილი
- 1/2 ჭიქა წყალი
- სუფრის კოვზი მცენარეული ზეთი
- 1 დიდი წითელი ხახვი, დაჭრილი
- 1/4 ჭიქა უშაქრო გამომშრალი ქოქოსი
- სუფრის მარილი, გემოვნებით
- 1/2 ჩაის კოვზი თბილი სანელებლების მიქსი

მიმართულებები

a) ღრმა ტაფაში შეურიეთცხვრის ხორცი, კოჭა, წითელი ჩილის ფხვნილი, ნიორი, იოგურტი, კურკუმა და მწვანე წიწაკა. დაამატეთწყალი და მიიყვანეთადუღებამდე. დაფარეთდა ხარშეთდაბალცეცხლზე დახლოებით45 წუთის განმავლობაში ან სანამ ცხვრის მოხარშვა არ მოხდება. დააყენეთგანზე.

b) დიდტაფაში გააცხელეთმცენარეული ზეთი. დაუმატეთხახვი და შეწვით, გამუდმებითურიეთ, სანამ კარგადარ გაწითლდება, დახლოებით8 წუთი. დაამატეთცხვრის ხორცი და შეწვითკიდევ 4-დან 5 წუთის განმავლობაში. დაუმატეთქოქოსი და მარილი; შეწვით

კიდევ 5 წუთი. მიირთვით ცხელი, გაფორმებული ოხილი სანელებლების მიქსით

55. ცხარე კრევეტები ქოქოსის რძეში

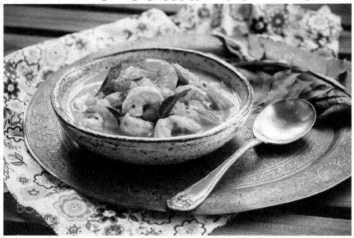

ემსახურება 4

ინგრედიენტები

- 1 დაფქვის ფუთოლი
- 1 ჩაის კოვზი ცილის თუსლი
- (1 ინჩი) დარიჩინის ჯოხი
- მიხაკი
- შავი პილპილის მარცვლები
- 1-დიუმიანი ცალი ახალი ჯანჯაფილი, გახეხილი და დაჭრილი
- ნივრის კბილი
- წყალი, საჭიროებისამებრ
- 3 სუფრის კოვზი მცენარეული ზეთი
- 1 დიდი წითელი ხახვი, დაჭრილი
- 1/2 ჩაის კოვზი კურკუმას ფხვნილი
- 1 ფუნტიანი კრევეტები, გახეხილი და გახეხილი
- 1 (14 უნცია) ქილა ქოქოსის რძე
- სუფრის მარილი, გემოვნებით

მიმართულებები

a) სანელებლების საფქვავში უხეშადგახეხეთდაფქვის ფუთოლი, ცილის თუსლი, დარიჩინის ჯოხი, კბილი, წიწაკის მარცვლები, ჯანჯაფილი და ნიორი. საჭიროების შემთხვევაში დაამატეთ1 სუფრის კოვზი წყალი.

b) საშუალოზომის ტაფაში გააცხელეთმცენარეული ზეთი. დაამატეთ დაფქული სანელებლების ნარევი და მოშუშეთდაახლოებით1 წუთის განმავლობაში. დაუმატეთხახვი და მოშუშეთ7-დან 8 წუთის განმავლობაში ან სანამ ხახვი კარგადარ დაიბრაწება.

c) დაუმატეთკურკუმა და კარგადაურიეთ დაამატეთკრევეტები და მოშუშეთდაახლოებით2-3 წუთის განმავლობაში, სანამ არ გახდება ვარდისფერი.

d) დაუმატეთქოქოსის რძე და მარილი. ხარშეთ10 წუთის განმავლობაში ან სანამ სოუსი არ დაიწყებს შესქელებას. გადმოიღეთცეცხლიდან და მიირთვითცხელი.

56. პარსი თუშე

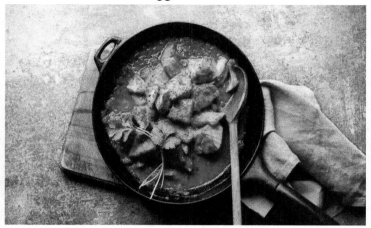

ემსახურება 4

ინგრედიენტები

- 4 (1 ინჩის სისქის) თევზის სტეიკი (თქვენი არჩევანის ტიპი)
- 3/4 ჩაის კოვზი კურკუმას ფხვნილი
- 8 სუფრის კოვზი მწვანე ჩილი
- ქოქოსის ჩატნი

მიმართულებები

a) თევზის სტეიკები მოათავსეთთასში. სტეიკები კარგადწაუსვით კურკუმას და გააჩერეთდაახლოებით10 წუთი. ჩამოიბანეთდა გააშრეთ

b) დაჭერით4 კვადრატი ალუმინის ფოლგა , საკმარისადდიდი, რომ მოათავსოთ სტეიკები. მოათავსეთსტეიკი ფოლგის თითოეული ნაჭრის ცენტრში. დაფარეთთევზი 2 დიდი სუფრის კოვზი ჩატნით გადაკეცეთფოლგა ისე, თითქოს საჩუქარს ახვევთ დატოვეთცოტა ადგილი ორთქლის გასაფართოებლად

c) გააცხელეთღუმელი 400°-ზე.

d) ფოლგის პაკეტები მოათავსეთსაცხობ ფირფიტაზე. გამოაცხვეთ სანამ თევზი მთლიანადარ მოიხარშება (20-დან 25 წუთამდე 1 ინჩის სისქის სტეიკებისთვის). დროდამოკიდებული იქნება თქვენი სტეიკის სისქეზე. მიირთვითცხელი.

57.   Wasabi Chicken Tikka

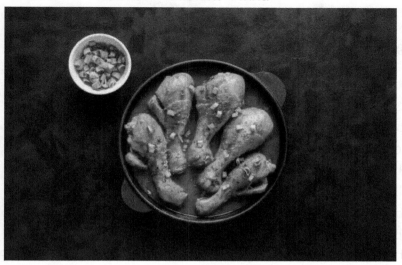

ემსახურება 4

ინგრედიენტები

- 3 სუფრის კოვზი მცენარეული ზეთი
- 1 საშუალო ზომის წითელი ხახვი, წვრილად დაჭრილი
- 1 სუფრის კოვზი კოჭა-ნივრის პასტა
- 2 საშუალო ზომის პომიდორი, წვრილად დაჭრილი
- 1/2 ჩაის კოვზი წითელი ჩილის ფხვნილი
- 1/4 ჩაის კოვზი კურკუმას ფხვნილი
- სუფრის მარილი, გემოვნებით
- 1/2 ჩაის კოვზი ცხილი სანელებლების მიქსი
- 3/4 ჭიქა მძიმე კრემი.
- ქათამი Tikka
- 2 სუფრის კოვზი ვასაბის სოუსი

მიმართულება ს

a) ტიდტაფაში გააცხელეთმცენარეული ზეთი საშუალოზე. დაუმატეთ ხახვი და მოშუშეთ სანამ კარგად არ დაიბრაწება, დახლოებით7-დან 8 წუთის განმავლობაში. დაუმატეთკოჭა-ნივრის პასტა და მოშუშეთკიდევ ერთი წუთი.

b) დაამატეთპომიდორი და მოხარშეთდახლოებით8 წუთის განმავლობაში ან სანამ პომიდორი მოიხარშება და ზეთი არ დაიწყებს გამოყოფას ნარევის გვერდებიდან. დაამატეთწითელი წიწაკა, კურკუმა, მარილი და სანელებლების ნაზავი; შეწვით1 წუთის განმავლობაში.

c) აურიეთვასაბი ტერიაკის სოუსი

d) დაუმატეთკრემი და ადუღეთდაახლოებით2 წუთი. დაუმატეთქათმის ტკა და კარგადაურიეთ მოხარშეთ2 წუთის განმავლობაში ან სანამ ქათამი არ გაცხელდება. მიირთვითცხელი.

58. ნაღების ქათამი თხილით

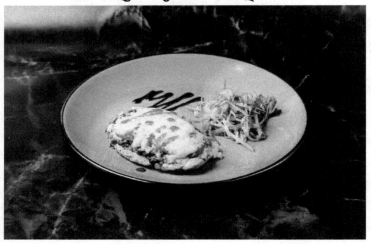

ინგრედიენტები

- 2 პატარა წითელი ხახვი, გახეხილი და დაჭრილი
- 1-დიუმიანი ცალი ახალი ჯანჯაფილი, გახეხილი და დაჭრილი
- 4 კბილი ნიორი, გახეხილი
- 4 ხმელი წითელი წიწაკა
- 2 ჩაის კოვზი ქინძის ფხვნილი
- წყალი, საჭიროებისამებრ
- 3 სუფრის კოვზი უმარილო კეშიუს თხილი, გაჟღენთილი წყალში 10 წუთის განმავლობაში
- 2 სუფრის კოვზი თეთრი ყაყაჩოს თესლი, გაჟღენთილი წყალში
- 20 წუთი
- 2 სუფრის კოვზი ნუში, გახეხილი
- 3 სუფრის კოვზი გარკვეული კარაქი
- 2 (1 ინჩი) დარიჩინის ჩხირები
- 2 შავი კარდამონის წიპწები, ჩალურჯებული
- 1 დიდი დაფნის ფოთოლი
- 2 მწვანე კარდამონის წიპწები, ჩალურჯებული
- 1 ჩაის კოვზი ცილის ფხვნილი
- 1 ჭიქა ჩვეულებრივი იოგურტი, ათქვეფილი
- 11/2 ფუნტი ძვლების გარეშე დაჭრილი ქათამი
- სუფრის მარილი, გემოვნებით
- 1 ჩაის კოვზი ცხელი სანელებლების მიქსი
- შემწვარი ცილის თესლი, დეკორაციისთვის

მიმართულებები

ა) ბლენდერში ან კვების პროცესორში აურიეთ ხახვი, ჯანჯაფილი, ნიორი, წითელი წიწაკა , ქინძის ფხვნილი და 1/4 ჭიქა წყალი პასტის მისაღებად დაყენეთგანზე. დამუშავეთან შეურიეთ

ერთმანეთს კეშიუს კაკალი, ყაყაჩოს თესლი, ნუში და მხოლოდ იმდენი წყალი, რომ მიიღოთ გლუვი, სქელი პასტა. დააყენეთ განზე.

b) ღრმა ტაფაში გააცხელეთ გამწმენდი კარაქი საშუალო ცეცხლზე. დაამატეთ დარიჩინის ჩხირები, შავი კარდამონი, დაფნის ფოთოლი, მიხაკი და მწვანე კარდამონი; მოშუშეთ სურნელამდე, დაახლოებით 11/2 წუთი. დაუმატეთ ხახვის პასტა და კუმინი. შეწვით საშუალო დაბალ ცეცხლზე, მუდმივად ურიეთ სანამ კარაქი არ გამოეყოფა ხახვის პასტას. დაუმატეთ იოგურტი და განაგრძეთ ხარშვა დაახლოებით 12 წუთის განმავლობაში, მუდმივად ურიეთ

c) დაამატეთ ქათმის ნაჭრები. ხარშეთ თავდახურული 15-20 წუთის განმავლობაში ან სანამ ქათამი დარბილდება.

d) დაუმატეთ თხილის პასტა და ადუღეთ თავდახურული, დაახლოებით 4 წუთის განმავლობაში. შეურიეთ მარილი და თბილი სანელებლების მიქსი.

59. ბერძნული ყვავილოვანი კომბოსტო

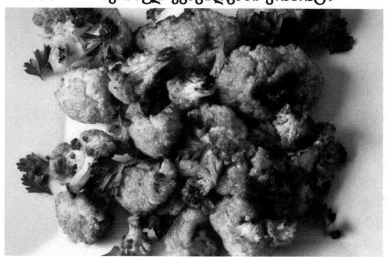

ემსახურება 2

ინგრედიენტები:

- ½ თავი ყვავილოვანი კომბოსტო
- 2 პომიდორი
- 4 ინჩი (10 სმ) კიტრი
- ½ წითელი ბულგარული წიწაკა
- ½ კონა პიტნის
- ½ თაიგული კილანტრო
- ½ კონა ბაზილიკი
- 1/4 ჭიქა (50 მლ) ხახვი
- 10 შავი ზეთისხილი, კენკრის გარეშე
- ½ ყუთი მზესუმზირის ყლორტები, დაახლოებით1,5 უნცია (45 გრამი)
- სუფრის კოვზი ზეითუნის ზეთი
- ½ სუფრის კოვზი ლიმის წვენი

მიმართულებები

a) ყვავილოვანი კომბოსტო დავჭრათ დიდ ნაჭრებად და ჩავყაროთ კვების პროცესორში, სანამ არ გახდება კუსკუსის მსგავსი. პომიდორი, კიტრი და ბულგარული წიწაკა დავჭრათ ნაჭრებად

b) მწვანილი დაჭერით ყველაფერი მოათავსეთ თასში და დაუმატეთ ზეთისხილი და მზესუმზირის ყლორტები.

c) დასხით ზეთ და ცაცხვი და კვლავ აურიეთ

60. კრემისებრი ყაბაყის მაკარონი

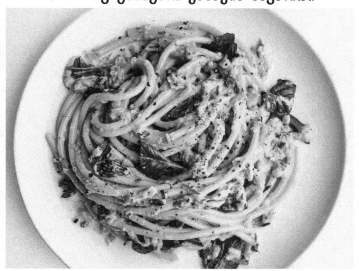

ემსახურება 2

ინგრედიენტები:

- 1 უნცია (25 გრ) გაფცქვნილი ბარდა
- ყაბაყი

ნაღების სოუსი:

- ½ ჭიქა (100 მლ) ფიჭვის კაკალი
- 2 სუფრის კოვზი ზეითუნის ზეთი
- 1 სუფრის კოვზი ლიმონის წვენი
- 3-4 სუფრის კოვზი წყალი მწიკვი მარილი

მიმართულებები

a) ყაბაყი გაფცქვენითკარტოფილის გამწმენდით ამოიღეთ გარე მწვანე კანი. განაგრძეთქერქის ამოღება ისე, რომ მიიღოთ ტალიატელის მსგავსი ზოლები .

b) მოათავსეთთასში და მოაყარეთცოტა მარილი. აურიეთფიჭვის კაკალი წვრილად დაფქვამდე. დაამატეთზეითუნის ზეთი, ლიმონი, წყალი და ცოტა მარილი.

c) აურიეთსანამ სოუსი არ გაქვთ სოუსი მოასხითყაბაყს. ზემოდან დაუმატეთბარდის ყლორტები.

61. ყაბაყი გოგრის პესტოთ

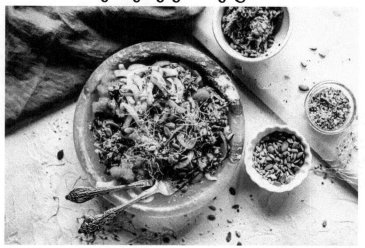

2-3 პორცია

ინგრედიენტები:

გოგრის პესტო:

- $\frac{1}{2}$ ჭიქა (100 მლ) გოგრის თესლი
- $\frac{3}{8}$ ჭიქა (75 მლ) ზეითუნის ზეთი
- 1 სუფრის კოვზი ლიმონის წვენი
- 1 მწიკვი მარილი 1 კონა ბაზილიკი

ტოპინგი:

- 7 შავი ზეთისხილი
- 5 ცალი პომიდორი ჩერი

მიმართულებები

a) კვების პროცესორში ჩაასხითგოგრის თესლი წვრილფქვილში. დაუმატეთზეითუნის ზეთი, ლიმონი და მარილი და აურიეთსანამ კარგადარ აურიეთ დროდადრო გააჩერეთ, რომ გვერდები გაიფხეკით დაამატეთრეჰანის ფოთლები.

b) შეაზავეთმეტი ზეითუნის ზეთით, მარილითდა ლიმონით პესტო შეინახეთდახურულქილაში. მაცივარში დახლოებითერთი კვირა გაძლებს.

c) გახეხეთმწვანე ყაბაყის გარედან კარტოფილის საფქვავი. გააგრძელეთპილონგი ძირამდე. შეინახეთბირთვი და გამოიყენეთ იგი მომდევნოდღის ლანჩის სალათისთვის. ყაბაყი და პესტოაურიეთ და ზემოდან მოაყარეთზეთისხილი და პომიდორი ჩერი.

სალიტები

62. კომბოსტო მოცვით

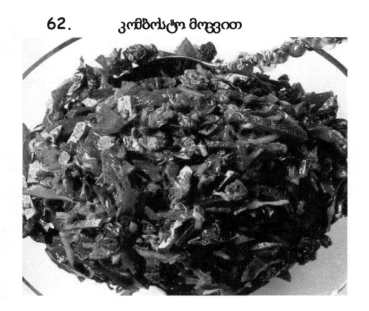

1 პორცია

ინგრედიენტები:

- ½ პატარა თავი კომბოსტო
- 1 სუფრის კოვზი ზეითუნის ზეთი
- 2 ჩაის კოვზი ლიმონის წვენი
- ½ სუფრის კოვზი ვაშლის სიდრი ძმარი
- ½ ჭიქა (100 მლ) მოცვი, ახალი ან გაყინული და გალღობილი
- ¼ ჭიქა (50 მლ) გოგრის თესლი, გაფცქვნილი

მიმართულებები

a) კომბოსტო დაჭერით წვრილად მოათავსეთ თასში. ჩაასხით ზეითუნის ზეთი, ლიმონის წვენი და ვაშლის სიდრი ძმარი. ხელით აურიეთ სანამ კომბოსტო არ დარბილდება.

b) დაუმატეთ მოცვი და გოგრის თესლი და აურიეთ

63. ცხარე ბოსტნეულის სალათი

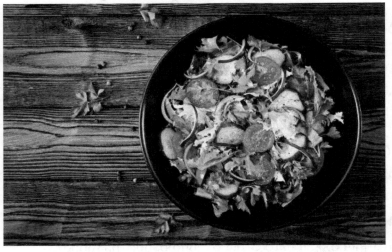

ინგრედიენტები

- პიკანტური ნაზავი - გააცხელეთ ზეთი, დაუმატეთ მდოგვის მარცვლები, როცა ადუღდება დაუმატეთ კვარცხლბეკის თესლი, შემდეგ კარის ფოთლები და ასაფეტიდა
- მარილი და შაქარი
- ლიმონის/ლაიმის წვენი
- ქინძის ახალი ფოთლები
- ახალი გახეხილი ქოქოსი
- შემწვარი არაქისის ფხვნილი ან მთლიანი შემწვარი არაქისი
- იოგურტი

მიმართულებები

a) დაჭერით ახალი ბოსტნეული და საჭიროების შემთხვევაში ორთქლზე მოხარშეთ

b) დაამატეთ ნებისმიერი სხვა ინგრედიენტი გემოვნებით დასასრულს დაამატეთ ძირითადი ცხარე ნაზავი.

c) ყველაფერი ერთმანეთში აურიეთ და მიირთვით

64. ჭარხლის და პომიდვრის სალათი

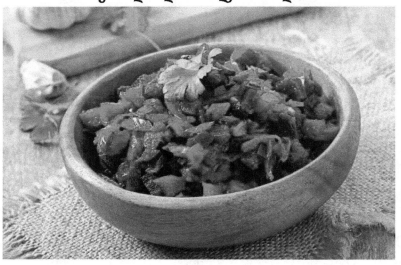

ინგრედიენტები

- 1/2 ჭიქა ახალი პომიდორი - დაჭრილი
- 1/2 ჭიქა მოხარშული ჭარხალი - დაჭრილი
- 1 სუფრის კოვზი მცენარეული ზეთი
- 1/4 სუფრის კოვზი მდოგვის თესლი
- 1/4 სუფრის კოვზი ცილის თესლი
- მწიკვი კურკუმა
- 2 მწიკვი ასაფეტიდა
- 4-5 კარის ფოთოლი
- მარილი გემოვნებით
- შაქარი გემოვნებით
- 2 სუფრის კოვზი არაქისის ფქვილი
- ახალი დაჭრილი ქინძის ფოთლები

მიმართულებები

a) გააცხელეთზეთი, შემდეგ დაამატეთმდოგვის მარცვლები.

b) როცა ადუღდება, დაუმატეთკვარცხლბეკი, კურკუმა, კარის ფოთლები და ასაფეტიდა .

c) ჭარხალს და პომიდორს დაუმატეთსანელებლების ნაზავი არაქისის ფქვილთან ერთადმარილი, შაქარი და ქინძის ფოთლები გემოვნებით

65. კომბოსტოს და ბროწეულის სალათი

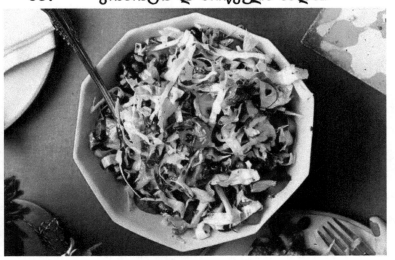

ინგრედიენტები

- 1 ჭიქა კომბოსტო - გახეხილი
- ½ ბროწეული
- ¼ სუფრის კოვზი მდოგვის თესლი
- ¼ სუფრის კოვზი ცილის თესლი
- 4-5 კარის ფოთოლი
- მწიკვი ასაფოეტიდა
- 1 სუფრის კოვზი ზეთი
- მარილი და შაქარი გემოვნებით
- ლიმონის წვენი გემოვნებით
- ქინძის ახალი ფოთლები

მიმართულებები

a) ამოიღეთმარცვლები ბროწეულს.

b) ბროწეული შეურიეთკომბოსტოს.

c) ტაფაზე გავაცხელეთზეთი და მოაყარეთმდოგვის მარცვლები. როდესაც ისინი ააფეთქეთ დაამატეთცილის თესლები, კარის ფოთლები და ასაფოეტიდა . დაამატეთსანელებლების ნარევი კომბოსტოს.

d) დაამატეთშაქარი, მარილი და ლიმონის წვენი გემოვნებით □ურიეთ კარგად

e) სურვილისამებრ მორთეთქინძით

66. სტაფილოსა და ბროწეულის სალათი

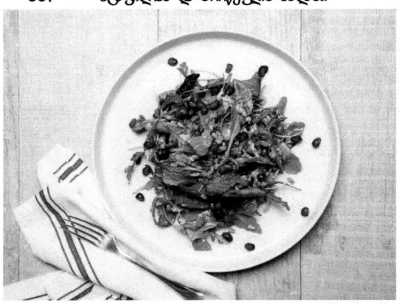

ინგრედიენტები

- 2 სტაფილო - გახეხილი
- $\frac{1}{2}$ ბროწეული
- $\frac{1}{4}$ სუფრის კოვზი მდოგვის თესლი
- $\frac{1}{4}$ სუფრის კოვზი ცილის თესლი
- 4-5 კარის ფოთოლი
- მწიკვი ასაფეტიდა
- 1 სუფრის კოვზი ზეთი
- მარილი და შაქარი გემოვნებით
- ლიმონის წვენი - გემოვნებით
- ქინძის ახალი ფოთლები

მიმართულებები

a) ამოიღეთმარცვლები ბროწეულს.

b) ბროწეული შეურიეთსტაფილოს.

c) ტაფაზე გავაცხელეთზეთი და მოაყარეთმდოგვის მარცვლები. როდესაც ისინი ააფეთქეთ დაამატეთცილის თესლები, კარის ფოთლები და ასაფეტიდა . სანელებლების ნარევი დაუმატეთ სტაფილოს.

d) დაამატეთშაქარი, მარილი და ლიმონის წვენი გემოვნებით □ურიეთ კარგად

e) სურვილისამებრ მორთეთქინძით

67. კიტრისა და არაქისის სალათი

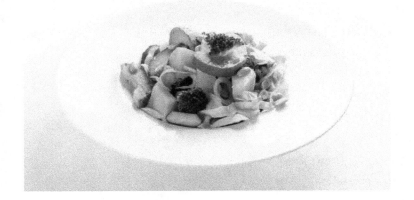

ინგრედიენტები

- 2 კიტრი - გახეხილი და დაჭრილი
- შაქარი და მარილი გემოვნებით
- 2 -3 სუფრის კოვზი შემწვარი არაქისის ფქვილი - ან გემოვნებით
- 1 სუფრის კოვზი ზეთი
- 1/8 სუფრის კოვზი მდოგვის თესლი
- 1/8 სუფრის კოვზი ცილის თესლი
- მწიკვი ასაფეტიდა
- 4-5 კარის ფოთოლი
- ლიმონის წვენი - გემოვნებით

მიმართულებები

a) ტაფაში გავაცხელოთ ზეთი. დაუმატეთ მდოგვის მარცვლები. როდესაც ისინი გაფუვდებიან, დაამატეთ ცილის თესლი, ასაფეტიდა და კარის ფოთლები.

b) სანელებლების ნარევი დაუმატეთ კიტრს.

c) დაამატეთ მარილი, შაქარი და ლიმონი გემოვნებით

d) დაუმატეთ არაქისის ფქვილი და კარგად აურიეთ

68. კიტრის, პომიდვრის და იოგურტის სალათი

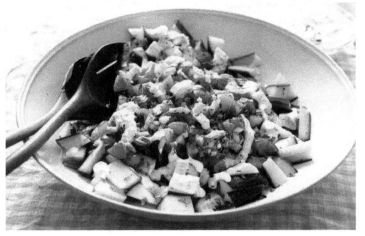

ინგრედიენტები

- 2 კიტრი - დაჭრილი
- 1 პომიდორი - დაჭრილი
- 2 სუფრის კოვზი ჩვეულებრივი იოგურტი
- 2 სუფრის კოვზი შემწვარი არაქისის ფხვნილი
- მარილი და შაქარი გემოვნებით
- 1 სუფრის კოვზი ზეთი
- $\frac{1}{4}$ სუფრის კოვზი მდოგვის თესლი
- $\frac{1}{2}$ სუფრის კოვზი ცილის თესლი
- 4-5 კარის ფოთოლი
- მწიკვი ასაფეტიდა
- ახალი ქინძი

მიმართულებები

a) კიტრი, პომიდორი და იოგურტი ერთმანეთში აურიეთ

b) ცალკე ტაფაში გააცხელეთზეთი და მოაყარეთმდოგვის მარცვლები. როდესაც ისინი ააფეთქეთ, დაამატეთცილის თესლები, კარის ფოთლები და ასაფეტიდა .

c) შეურიეთსანელებლების ნარევი კიტრის ნარევს.

d) დაუმატეთარაქისის ფხვნილი, მარილი, შაქარი და იოგურტი.

e) მორთეთქინძის ფოთლებით

საჭერი

69.　　Solstice კარტოფილის წვნიანი

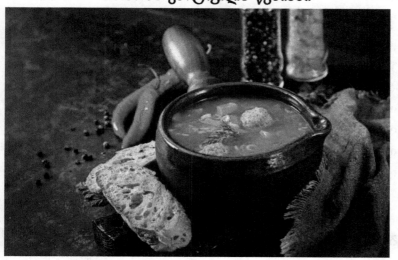

ინგრედიენტები:

- 1 ლიტრი დაჭრილი კარტოფილი 1 ლიტრი დაჭრილი ნიახური
- ლიტრი ხახვი დაჭრილი
- 1/8 ჭიქა უმი დაფქული ნიორი
- 1/8 ჭიქა სამზარეულო ზეთი
- 1 სუფრის კოვზი ჩილის ფხვნილი
- 1 სუფრის კოვზი კურკუმა
- 1 სუფრის კოვზი კუმინი
- 1 სუფრის კოვზი ქინძი კაიენის მწიკვი
- □არილი

მიმართულებები:

a) ბოსტნეული მოათავსეთ დიდ ქვაბში, ძირში კარტოფილი. შეავსეთ წყლით და დაამატეთ მარილი.

b) მიიყვანეთ ადუღებამდე და მოხარშეთ სანამ ბოსტნეული არ დარბილდება. ამასობაში მოხარშეთ წიწაკის ფხვნილი, კურკუმა, ცილი, ქინძი და კაიენი მცირე ზეთში და შემდეგ დაამატეთ წვნიანს.

c) სუფრაზე მიტანის წინ დაუმატეთ ნიორი.

70. ჭარხლის წვნიანი

ინგრედიენტები

- 1 დიდი ჭარხალი
- 1 ჭიქა წყალი
- 2 მწიკვი ცილის ფხვნილი
- 2 მწიკვი წიწაკა
- 1 მწიკვი დარიჩინი
- 4 მწიკვი მარილი
- ლიმონის გაწურვა
- ½ სუფრის კოვზი ნაღები

მიმართულებები

a) ჭარხალი მოხარშეთ შემდეგ გააცალეთკანი. აურიეთწყალი და სურვილისამებრ გაფილტრეთ

b) მიღებული მასა ადუღეთ შემდეგ დაამატეთდარჩენილი ინგრედიენტები და მიირთვით

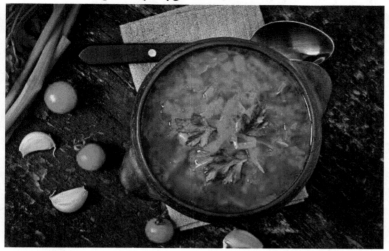

71. წიწაკის და წიწაკის სუპი

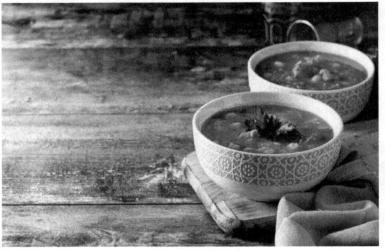

ინგრედიენტები

- 3 ჭიქა ნალები
- 1/2 ჭიქა წიწაკის ფქვილი
- 5-6 კარის ფოთოლი
- 2 კბილი
- 1/8 სუფრის კოვზი კურკუმა
- 1/4 სუფრის კოვზი კუმინი
- $\frac{1}{8}$ სუფრის კოვზი ასაფოეტიდა
- 1 სუფრის კოვზი გახეხილი ჯანჯაფილი
- მარილი გემოვნებით

მიმართულებები

a) ერთმანეთში აურიეთ წიწაკის ფქვილი და წიწაკის ფქვილი, სანამ ნალები არ დარჩეს.

b) გააცხელეთ ზეთი და დაუმატეთ კუმინი, ასაფოეტიდა , კარის ფოთლები, კბილი და კურკუმა.

c) დაამატეთ ჯანჯაფილი და მარილი და მოხარშეთ ერთი წუთით

d) სანელებლების ნაზავი დაუმატეთ რძის და წიწაკის ნარევს. საშუალო ცეცხლზე მოხარშეთ წვნიანი. როცა წვნიანი ადუღებას და ადუღებას დაიწყებს, წვნიანი მზადაა.

72. შერეული დალს წვნიანი

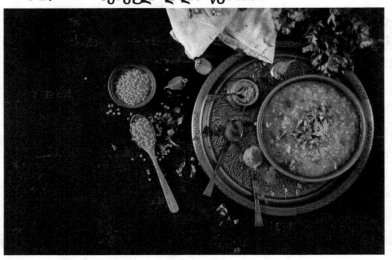

ინგრედიენტები

- 1/2 ჭიქა დალი
- 1 ½ ჭიქა წყალი
- ½ სუფრის კოვზი კურკუმა
- 1 სუფრის კოვზი ზეთი
- ½ სუფრის კოვზი მდოგვის თესლი
- ½ სუფრის კოვზი ცილის თესლი
- 5-6 კარის ფოთოლი
- ½ სუფრის კოვზი ჯანჯაფილი - გახეხილი
- ½ სუფრის კოვზი ქინძის ფხვნილი
- მწიკვი ასაფეტიდა
- 1 პომიდორი - დაჭრილი
- ახალი გახეხილი ქოქოსი - სურვილისამებრ
- მარილი და ხახვი /ყავისფერი შაქარი გემოვნებით
- ახალი ქინძი

მიმართულებები

a) ჩაასხითწყალი და დალიერთადქვაბში ან წნევის ქვაბში და დაუმატეთკურკუმა. მიიყვანეთადუღებამდე და მოხარშეთ სანამ დალი არ დარბილდება.

b) ცალკე ტაფაში გააცხელეთზეთი, დაამატეთმდოგვის მარცვლები, შემდეგ კვარცხლბეკი, კარის ფოთლები, ჯანჯაფილი, ქინძის ფხვნილი და ასაფეტიდა . დაამატეთპომიდორი და შეწვით5 წუთის განმავლობაში.

c) დაუმატეთპომიდვრის ნაზავი დალს. დაამატეთქოქოსი, მარილი და ხახვი გემოვნებით.

d) მორთეთახალი ქინძით და ქოქოსით

73. გურბათს დამამშვიდებელო წვნიანი

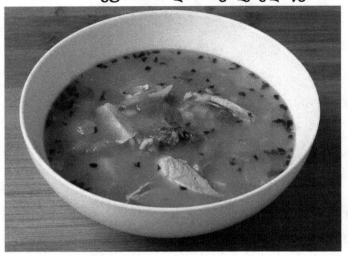

ინგრედიენტები

- 1 სუფრის კოვზი ექსტრა ხელუხლებელი ზეითუნის ზეთი
- 1 ყვითელი ხახვი, კუბებად დაჭრილი
- 2 კბილი ნიორი, დაჭრილი
- 2 (9 უნცია) ტომარა ბავშვის ისპანახი
- 1 მუჭა ახალი პიტნა, უხეშად დაჭრილი
- 2 ნაჭერი ჯანჯაფილი, დახლოებით მეოთხედის ზომის, გახეხილი (სურვილისამებრ)
- 1 ჭიქა ქათმის ბულიონი
- 2 მწიკვი მარილი

მიმართულებები

a) გააცხელეთ ზეთი ქვაბში საშუალო ცეცხლზე. დაუმატეთ ხახვი და ნიორი და მოშუშეთ სანამ ხახვი გამჭვირვალე გახდება. ფრთხილად იყავით რომ ნიორი არ დაწვათ

b) თუ იყენებთ დაამატეთ ისპანახი, პიტნა და ჯანჯაფილი. როგორც კი ისპანახი ჭკნებას იწყებს, დაუმატეთ ბულიონი ან წყალი და მარილი. როდესაც ისპანახი მთლიანად მოიხარშება, გადმოდგით ცეცხლიდან. აურიეთ ჩამირვის ბლენდერით ან ჩაყარეთ ბლენდერში ნაწილებად და ასხით პიურე გლუვი.

74. მიდიანი მუნგის წვნიანი

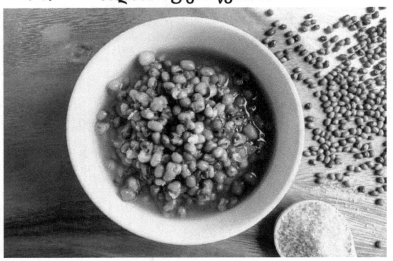

ინგრედიენტები

- ½ ჭიქა მუნგის ლობიო, მთლიანი
- 1 ჭიქა წყალი
- ¼ სუფრის კოვზი ცილის ფხვნილი
- 4-6 წვეთი ლიმონი
- ½ სუფრის კოვზი კარაქი / ნაღები - სურვილისამებრ
- მარილი გემოვნებით

მიმართულებები

a) მუყაოს ლობიო გააჩერეთ ღამით ან 10 საათის განმავლობაში.

b) მოხარშეთ მუხა წყალში ან გაზქურაში (2 სასტვენი) დარბილებამდე.

c) აურიეთ მუნგი და წყალი ერთგვაროვანი მასის მიღებამდე. მიიყვანეთ ადუღებამდე.

d) დაუმატეთ ლიმონი, კვარცხლბეკი, კარაქი/ლო და მარილი.

75. ოქროს კურკუმა ყვავილოვანი კომბოსტოს წვნიანი

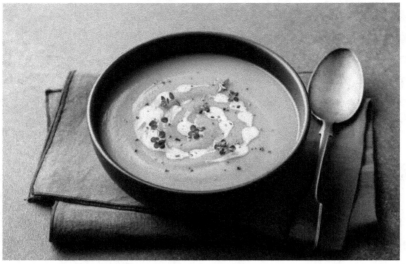

ინგრედიენტები

- 6 სავსე ჭიქა ყვავილოვანი კომბოსტოს ყვავილები
- 3 კბილი ნიორი, დაჭრილი
- 2 სუფრის კოვზი პლუს 1 სუფრის კოვზი ყურძნის თესლის, ქოქოსის ან ავოკადოს ზეთი, გაყოფილი
- 1 სუფრის კოვზი კურკუმა
- 1 სუფრის კოვზი დაფქული კუმინი
- $\frac{1}{8}$ სუფრის კოვზი დაფქული წითელი წიწაკის ფანტელები
- 1 საშუალო ყვითელი ხახვი ან კამის ბოლქვი, დაჭრილი
- 3 ჭიქა ბოსტნეულის ბულიონი
- $\frac{1}{4}$ ჭიქა ქოქოსის რძე, შერყეული, მიირთვით

მომზადება

a) გააცხელეთ ღუმელი 450°-ზე. დიდ თასში მოაყარეთ ყვავილოვანი კომბოსტო და ნიორი 2 სუფრის კოვზ ზეთთან ერთად სანამ კარგად არ გახდება დაფარული. დაუმატეთ კურკუმა, კუმინი და წითელი წიწაკის ფანტელები და ათქვიფეთ თანაბრად ყვავილოვანი კომბოსტო გადაანაწილეთ საცხობ ფურცელზე ერთფენად და გამოაცხვეთ სანამ არ გახდება ყავისფერი და რბილი, 25-30 წუთის განმავლობაში.

b) ამასობაში დიდ ქვაბში ან ჰოლანდიურ ღუმელში გააცხელეთ დარჩენილი 1 სუფრის კოვზი ზეთი საშუალო ცეცხლზე. დაამატეთ ხახვი და მოხარშეთ 2-3 წუთის განმავლობაში, სანამ გამჭვირვალე გახდება.

c) როდესაც ყვავილოვანი კომბოსტოს გამოცხობა დასრულდება, გამოიღეთ ღუმელიდან. ზემოდან წვნიანი დაურიეთ 1 ჭიქა. აიღეთ დარჩენილი ყვავილოვანი კომბოსტო და ჩაამატეთ საშუალო ქვაბში ხახვთან ერთად და ჩაასხით ბოსტნეულის ბულიონში. მიიყვანეთ

ადუღებამდე, შემდეგ დააფარეთ და მოხარშეთ დაბალ ცეცხლზე, 15 წუთის განმავლობაში.

d) წვნიანი დაბლენდერეთ გლუვ პიურემდე იმერსიული ბლენდერით ან გაცივდეთ და გახეხეთ ჩვეულებრივი ბლენდერით

e) მიირთვით მოხარშული ყვავილოვანი კომბოსტო და ქოქოსის რძე.

76. ცხარე ჯანჯაფილის ნუდლის წვნიანი

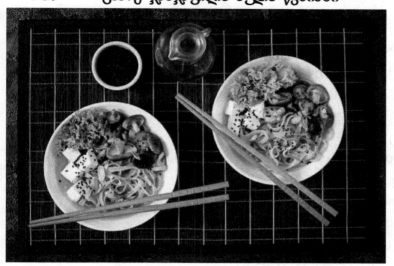

მომსახურება: 5 ადამიანი

ინგრედიენტები

- 1/4 ჭიქა სეზამის ზეთი
- 1 1/2 ჭიქა პაკ choi ღეროები და მწვანილი დაჭრილი 1 inch ცალი
- 1 წითელი წიწაკა ღეროდან, დაჭრილი
- 12 მწვანე ლობიოს ბოლოები გათლილი, განახევრებული
- 1 jalapeño თესლიდან ამოღებული, ღეროდან ამოღებული, დაფქული
- 7 ჭიქა წყალი
- 1/2 სუფრის კოვზი ჩილის პასტა
- 1 ჭიქა თამარი
- 1/2 ჭიქა დაფქული ჯანჯაფილი
- 2 სუფრის კოვზი ქოქოსის შაქარი
- 1/4 ჭიქა ლაიმის წვენი
- 12 oz ფირმის ტოფუ დაფქული
- 1 1/4 წიწილის სოკო დამსხვრეული
- 2 oz ბრინჯის noodles გატეხილი 1-inch სიგრძეზე
- 1/4 ჭიქა ხახვი
- 2 სუფრის კოვზი დაფქული კილანტრო

მიმართულებები

a) გააცხელეთ ზეთი საშუალო არარეაქტიულ ქვაბში საშუალო და მაღალ ცეცხლზე ადუღებამდე.

b) დაამატეთ **pak choi** , წიწაკა, მწვანე ლობიო და **jalapeño**. შეწვით 10 წუთის განმავლობაში, ხშირად ურიეთ სანამ ბოსტნეული არ დარბილდება. დაამატეთ წყალი, ჩილის პასტა , თამარი, ჯანჯაფილი, ქოქოსის შაქარი და ლაიმის წვენი და მიიყვანეთ ადუღებამდე, დროდადრო ურიეთ

c) დაამატეთ ტოფუ სოიო და გატეხილი ბრინჯის ნუდლები. წვნიანი კვლავ მიიყვანეთ ადუღებამდე და დადგით სითბოზე. ადუღეთ 8-10 წუთის განმავლობაში, სანამ ლაფში არ დარბილდება.

d) წვნიანი გადმოიღეთ ცეცხლიდან და შეურიეთ ახალი მწვანილი. დაელოდეთ ორი წუთი და მიირთვით

77. იმუნიტეტის სუპი

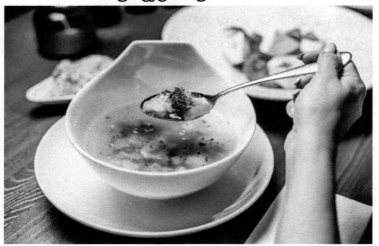

მოსავლიანობა ემსახურება 8

ინგრედიენტები

- 2 სუფრის კოვზი ზეითუნის ზეთი
- 1 1/2 ჭიქა დაჭრილი ხახვი
- 3 ცალი ნიახურის ღერო, თხლად დაჭრილი
- 2 დიდი სტაფილო, თხლად დაჭრილი
- 1 ფუნტი წინასწარ დაჭრილი D ვიტამინითგამდიდრებული სოკო
- 10 საშუალო კბილი ნიორი, დაჭრილი
- 8 ჭიქა უმარილო ქათმის ბულიონი
- 4 ხახვი
- 2 დაფნის ფოთოლი 1 (15 უნცია) ქილა უმარილო წიწილა, გამოწურული
- 2 ფუნტი ქათმის მკერდი კანის გარეშე
- 1 1/2 ჩაის კოვზი კოშერის მარილი
- 1/2 ჩაის კოვზი დაფქული წითელი წიწაკა
- 12 უნცია ხვეული კომბოსტო, ამოღებული ღეროები, დახეული ფოთლები

მიმართულებები

a) გააცხელეთზეთი დიდ ჰოლანდიურ ღუმელში საშუალო ცეცხლზე

b) დაამატეთხახვი, ნიახური და სტაფილო; მოხარშეთ დროდადრო აურიეთ 5 წუთის განმავლობაში. დაუმატეთსოკო და ნიორი; მოხარშეთ ხშირადაურიეთ3 წუთის განმავლობაში. აურიეთმარაგი, თამი, დაფნის ფოთლები და წიწილა; მიიყვანეთადუღებამდე. დაამატეთქათამი, მარილი და წითელი პილპილი; დაფარეთდა ადუღეთსანამ ქათამი მზადარიქნება, დახლოებით25 წუთი.

c) ამოიღეთქათამი ჰოლანდიური ღუმელიდან; ოდნავ გაცივდეს. ხორცი დაჭერით2 ჩანგლით გადაყარეთძვლები. შეურიეთქათამი და კომბოსტოწვნიანში; დაფარეთდა ადუღეთ სანამ კომბოსტოარ

დარბილდება, დახლოებით 5 წუთი. გადაყარეთ თავის ყლორტები და დაფნის ფოთლები.

78. ისპანახის წვნიანი

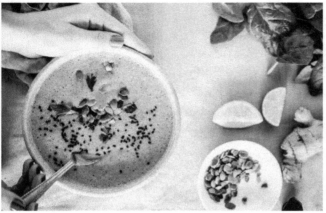

ემსახურება 2

ინგრედიენტები

- 4 ინჩი (10 სმ) კიტრი
- 2 ავოკადო
- 3 ½ უნცია (100 გრ) ბავშვის ისპანახი
- 10-13 სითხის უნცია (300-400 მლ) წყალი
- 2 სუფრის კოვზი ობოხუში, დაჭრილი
- ½ თაიგული ახალი რეჰანი
- 2 სუფრის კოვზი ხახვი, დაჭრილი
- ½ სუფრის კოვზი ლაიმის წვენი მწიკვი მარილი
- კიტრი და ავოკადო დაჭრა თიდიკუბებად

მიმართულებები

a) ბლენდერში ან კვების პროცესორში აურიეთისპანახი და წყალი, დაწყებული 10 სითხის უნცია (300 მლ) წყალი. დაამატეთ დარჩენილი ინგრედიენტები და კვლავ აურიეთ

b) ნელნელა დაამატეთმეტი წყალი, რომ მიიღოთსწორი კონსისტენცია და დაგემოვნეთ რომ ნახოთმეტი ცაცხვი სჭირდება თუმარილი.

79. ენერგეტიკული სუპი

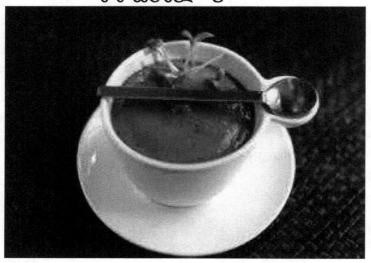

1 პორცია

ინგრედიენტები:

- 1 ცალი ნიახურის ყუნწი
- 1 ვაშლი
- ½ კიტრი
- 1 ½ უნცია (40 გრ) ისპანახი ½ ჭიქა (100 მლ) იონჯის ყლორტები სუფრის კოვზი ლიმონის წვენი
- ½ -2 ჭიქა (300-500 მლ) წყალი
- ½ ავოკადო
- მცენარეული მარილი გემოვნებით

მიმართულებები

a) ნიახური, ვაშლი და კიტრი დავჭრათნაჭრებად ავურიოთყველა ინგრედიენტი ავოკადოს გარდა, დაწყებული 1½ ჭიქა (300 მლ) წყლით

b) დაუმატეთავოკადოდა ისევ აურიეთ აუცილებლობის შემთხვევაში დაამატეთმეტი წყალი და აურიეთმცენარეული მარილი.

დესერტები

80. კარობის მუსი ავოკადოსთან ერთად

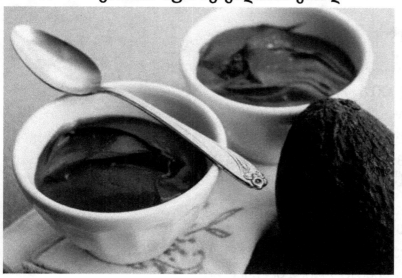

1 პორცია

ინგრედიენტები:

- 1 სუფრის კოვზი ქოქოსის ზეთი
- ½ ჭიქა (100 მლ) წყალი
- 5 თარიღი
- 1 სუფრის კოვზი კაკაოს ფხვნილი
- ½ ჩაის კოვზი დაფქული ვანილის ლობიო 1 ავოკადო
- ¼ ჭიქა (50 მლ) ყინული, ახალი ან გაყინული და გაყინული

მიმართულებები

a) მოამზადეთქოქოსის ზეთი თხევადი ორმაგი თბილქვაბში. აურიეთ წყალი და ფინიკი კვების პროცესორში.

b) დაუმატეთქოქოსის ზეთი, კაკაოს ფხვნილი და დაფქული ვანილის მარცვალი და კვლავ აურიეთ

c) ბოლოს დაუმატეთავოკადო და აურიეთცოტა ხნით

d) მიირთვითთასში ყინულთან ერთად

81. თუთის ვაშლი

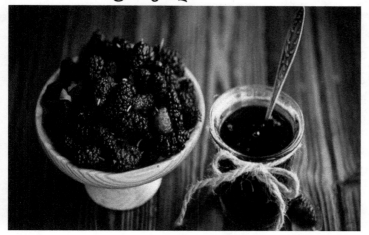

ინგრედიენტები:

- 2 ვაშლი
- 1 ჩაის კოვზი დარიჩინი
- ½ ჩაის კოვზი კარდამონი
- 4 სუფრის კოვზი თაფლი

მიმართულებები

a) ვაშლი გახეხეთწვრილად და შეურიეთსანელებლებს.

b) დაუმატეთთაფლი და სუფრასთან მიტანამდე ნახევარი საათით გააჩერეთ

82. მოცვისა და ბერძნული იოგურტის მაფინები

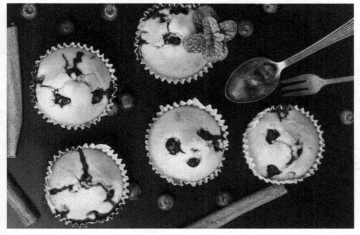

მოსავლიანობა: 6 მაფინი

ინგრედიენტები:

- 1/3 ც თეთრი ფქვილი + 1 სუფრის კოვზი (დაჯავშნილი)
- 1/3 ჩ ხორბლის ფქვილი
- 2/3 ჭიქა ცილის ფხვნილი
- 1/2 სუფრის კოვზი გამაფხვიერებელი
- 1/4 სუფრის კოვზი მარილი
- 1/2 ჭიქა უცხიმო ბერძნული იოგურტი
- 1 კვერცხი
- 1/2 ჭიქა ვაშლის სოუსი
- 1/3 ჭიქა შაქარი
- 1 სუფრის კოვზი ვანილი
- 1 ჭიქა მოცვი, ახალი ან გაყინული

მიმართულებები

a) გააცხელეთ ღუმელი 400 გრადუსზე. მოათავსეთ მაფინის ფორმა ლაინერებით ან გამოიყენეთ არაწებოვანი სპრეი.

b) დიდ თასში აურიეთ ფქვილი, ცილის ფხვნილი, გამაფხვიერებელი და მარილი.

c) საშუალო ზომის თასში ათქვიფეთ იოგურტი, კვერცხი, ვაშლის სოუსი, შაქარი და ვანილი.

d) ფქვილის ნარევს დაუმატეთ სველი ინგრედიენტები და აურიეთ სანამ ერთგვაროვანი არ გახდება.

e) მოცვი მოათავსეთ პატარა თასში და მოაყარეთ დარჩენილი 1 სუფრის კოვზი ფქვილი.

f) მოცვი ნაზად მოაყარეთ ცომში.

g) შეავსეთ მომზადებული მაფინის ფორმა, თითქმის შეავსეთ თითოეული მაფინი ზევით ეს უნდა იყოს 6 ან მეტი მაფინი, რაც დამოკიდებულია თქვენი მაფინის ფორმის ზომაზე.

h) გამოაცხვეთ მაფინები 400-ზე 18-20 წუთის განმავლობაში, სანამ ოქროსფერი არ გახდება და ჩასმული კბილის ღვეზელი სუფთა არ გამოვა.

83. ცხარე სტაფილოს ნამცხვარი

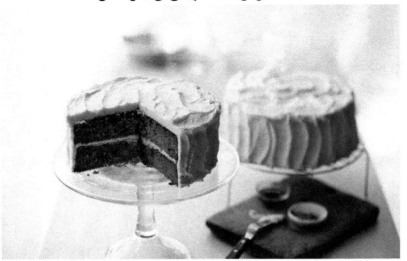

ემსახურება 4

ინგრედიენტები:

- ¼ ჭიქა (50 მლ) ქოქოსის ზეთი
- 6 სტაფილო
- 2 წითელი ვაშლი
- 1 ჩაის კოვზი დაფქული ვანილის ლობიო
- 4 ახალი ფინიკი
- 1 სუფრის კოვზი ლიმონის წვენი ერთი ლიმონის ცედრა, წვრილად გახეხილი
- 1 ჭიქა (50 მლ) გოჯი კენკრა

მიმართულებები

a) ქოქოსის ზეთი გადააქციეთ თხევად ფორმაში.

b) სტაფილო დავჭრათ მსხვილნაჭრებად და შევურიოთ კვების პროცესორში, სანამ მსხვილად ჭრილი არ მოვა. დაუმატეთ ვაშლი, დაჭერით მსხვილნაჭრებად და ისევ აურიეთ დაამატეთ დარჩენილი ინგრედიენტები და დაამუშავეთ სანამ ყველაფერი ერთმანეთში არ აირია.

c) საჭიროების შემთხვევაში, დაამატეთ მეტი ლიმონი და დაფქული ვანილის ლობიო. ცომი მოაყარეთ ლანგარზე და შედგით მაცივარში მიტანამდე რამდენიმე საათით ადრე. მორთეთ გოჯი კენკრით

84.   Cranberry კრემი

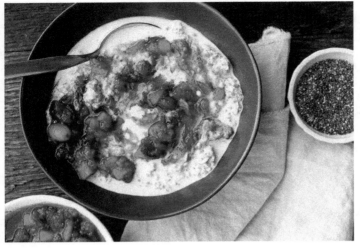

1 პორცია

ინგრედიენტები:

- ავოკადო
- 1½ ჭიქა (100 მლ) მოცვი, გაყინული
- 1-2 ჩაის კოვზი ლიმონის წვენი
- ½ ჭიქა (100 მლ) რძე, ახალი ან გაყინული

მიმართულებები

a) შეურიეთ ერთმანეთს ავოკადო, მოცვი და ლიმონის წვენი. საჭიროების შემთხვევაში დაამატეთ წყალი კრემის კონსისტენციის მისაღებად

b) მოათავსეთ თასში და ზემოდან მოაყარეთ რძე.

85. მარტივი ვაშლის დესერტი

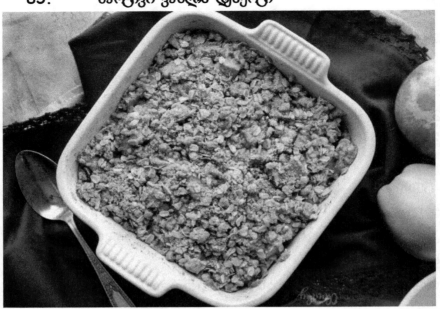

ინგრედიენტები:

- ½ ჭიქა (42 გრ) გრეჰემის კრეკერი, დაქუცმაცებული
- 5 ვაშლი, გაფცქვნილი და გაფცქვნილი
- ½ ჩაის კოვზი (1.2 გ) დარიჩინი
- ¼ ჩაის კოვზი (0,5 გრ) წიწაკა
- ¼ ჭიქა (40 გრ) ქიშმიში
- ⅓ჭიქა (80 მლ) ვაშლის წვენი

მიმართულებები

a) შეასხურეთმიკროტალღური ღუმელისთვის უსაფრთხო ტორტის ფორმა არაწებოვანი მცენარეული ზეთის სპრეით კრეკერის ნამსხვრევები დაასხითთეფშში. დაფარეთვაშლის ნაჭრებით

b) მოაყარეთდარიჩინი და წიწაკა. ზემოდან მოაყარეთქიშმიში. დაასხითწვენი. დახურეთთავსახური და გამოაცხვეთ მიკროტალღოვანი 15 წუთის განმავლობაში.

86. ვაშლის ტაპიოკა

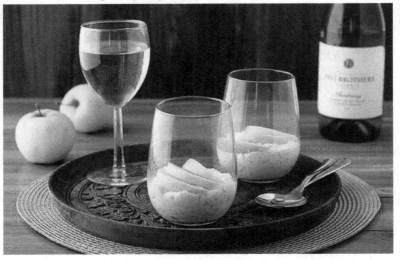

ინგრედიენტები:

- 4 ჭიქა (600 გრ) ვაშლი, გახეხილი და დაჭრილი
- $\frac{1}{2}$ ჭიქა (115 გრ) ყავისფერი შაქარი
- $\frac{3}{4}$ ჩაის კოვზი (1,7 გ) დარიჩინი
- 2 სუფრის კოვზი (1 გრ) ტაპიოკა
- 2 სუფრის კოვზი (30 მლ) ლიმონის წვენი
- 1 ჭიქა (235 მლ) მდუღარე წყალი

მიმართულებები

a) საშუალო ზომის თასში ჩაყარეთ ვაშლი ყავისფერ შაქართან, დარიჩინთან და ტაპიოკასთან ერთად სანამ თანაბრად არ გახდება დაფარული. ვაშლი მოათავსეთ ნელ გაზქურაში. ზემოდან დაასხით ლიმონის წვენი.

b) ჩაასხით მდუღარე წყალში. მოხარშეთ მაღალზე 3-დან 4 საათის განმავლობაში.

87. ტკბილი კარტოფილის პუდინგი

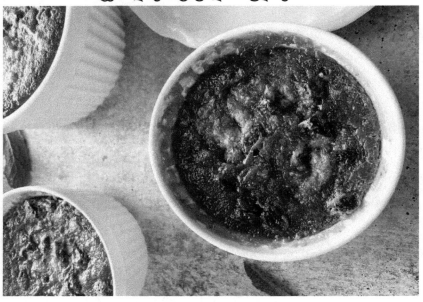

ინგრედიენტები:

- ¾ ჭიქა (150 გრ) შაქარი
- ½ ჭიქა (120 მლ) კვერცხის შემცველი
- ½ ჭიქა (120 მლ) ქოქოსის რძე
- 1 სუფრის კოვზი (15 მლ) ლიმის წვენი
- ¼ ჭიქა (60 მლ) რომი
- ½ ჩაის კოვზი (2.3 გ) გამაფხვიერებელი
- ½ ჩაის კოვზი (1.2 გ) დარიჩინი
- ¼ ჭიქა (40 გრ) ქიშმიში

მიმართულებები

a) გააცხელეთღუმელი 350°F-ზე (180°C, ან გაზის ნიშანი 4). დაფქულ კარტოფილს, მონაცვლეობითდაამატეთშაქარი და კვერცხის შემცველი, კარგადაურიეთყოველი დამატების შემდეგ. დაამატეთ ქოქოსის რძე. კარგადაურიეთ შეურიეთლიმის წვენსა და რომში. □ურიეთკარგად

b) შეურიეთგამაფხვიერებელი და დარიჩინი და დაამატეთკარტოფილს ნარევს ქიშმიშით □ურიეთკარგად მიღებული მასა ჩაასხით ცხიმწასმულმილის ნამცხვარში ან ბუნდტის ტაფაში და გამოაცხვეთ 50 წუთის განმავლობაში, ან სანამ მზად არ იქნება.

88.   გამომცხვარი ვაშლ

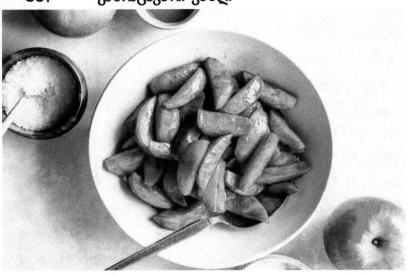

ინგრედიენტები:

- 6 ვაშლი
- ¼ ჭიქა (60 გრ) ყავისფერი შაქარი
- ½ ჭიქა (80 გრ) ქიშმიში
- ½ ჩაის კოვზი (1.2 გ) დარიჩინი
- ¼ ჩაის კოვზი (0,6 გ) მუსკატის კაკალი
- 1 სუფრის კოვზი (14 გრ) უმარილო მარგარინი

მიმართულებები

a) გააცხელეთ ღუმელი 350°F-ზე (180°C, ან გაზის ნიშანი 4). გარეცხეთ და გახეხეთ ვაშლი; მოათავსეთ არაღრმა საცხობ ფორმაში. პატარა თასში შეურიეთ ყავისფერი შაქარი, ქიშმიში, დარიჩინი და მუსკატის კაკალი. შეავსეთ თითოეული ვაშლის ცენტრი ყავისფერი შაქრის ნარევით და დაასხით ½ ჩაის კოვზი (2 გ) მარგარინი.

b) საცხობ ფორმას დაუმატეთ იმდენი წყალი, რომ ძირი დაიფაროს; გამოაცხვეთ თავდახურული, 30 წუთის განმავლობაში, ან სანამ ვაშლი არ დარბილდება, დროდადრო შეასხით წვენები.

89. თაფლს შემწვარი ვაშლი

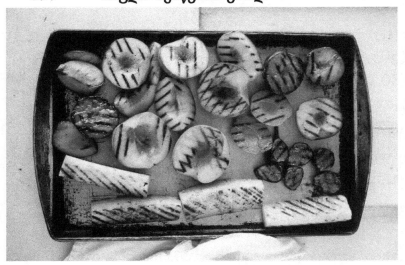

ინგრედიენტები:

- 4 ვაშლი
- 1 სუფრის კოვზი (15 მლ) თაფლი
- 2 სუფრის კოვზი (30 მლ) ლიმონის წვენი
- 1 სუფრის კოვზი (14 გრ) უმარილო მარგარინი

მიმართულებები

a) ამოიღეთვაშლი და დაჭერითნაჭრები კანზე, რათა თითოეული ვაშლი დაემსგავსოს ფორთოხლის ნაჭრებს. შეურიეთერთმანეთს თაფლი, ლიმონის წვენი და მარგარინი.

b) კოვზი ნარევი ვაშლის ბირთვებში. ვაშლი შეფუთეთცხიმწასმული მძიმე ალუმინის ფოლგაში, დაკეცეთდა დაღუქეთ გრილი სანამ დარბილდება, დაახლოებით20 წუთი.

90. ვაშლის ტარტი

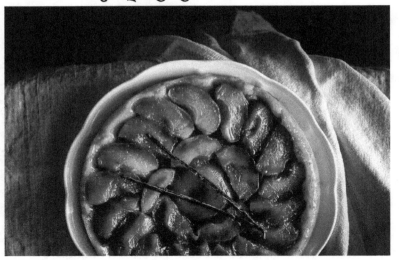

ინგრედიენტები:

- 4 ვაშლი, გახეხილი და დაჭრილი
- 1 ჩაის კოვზი (2.3 გრ) დარიჩინი
- ½ ჭიქა (100 გრ) პლუს
- 1 სუფრის კოვზი (13 გრ) შაქარი, გაყოფილი
- ¼ ჭიქა (60 მლ) კვერცხის შემცვლელი
- ¼ ჭიქა (56 გრ) უმარილო მარგარინი, გამდნარი
- ½ ჩაის კოვზი (2.3 გ) გამაფხვიერებელი
- 1 ჭიქა (125 გრ) ფქვილი

მიმართულებები

a) გააცხელეთ ღუმელი 350°F-ზე (180°C, ან გაზის ნიშანი 4). ვაშლი მოათავსეთ თასში. დაუმატეთ დარიჩინი და 1 სუფრის კოვზი (13 გრ) შაქარი და კარგად აურიეთ ჩაასხით 10 დიუმიან (25 სმ) მინის ტორტის ფორმაში, რომელიც დაფარულია არაწებოვანი მცენარეული ზეთის სპრეით იმავე თასში ათქვიფეთ კვერცხის შემცვლელი.

b) დაუმატეთ გამდნარი მარგარინი, დარჩენილი ½ ჭიქა (100 გრ) შაქარი, გამაფხვიერებელი და ფქვილი. დაასხით ვაშლი. გამოაცხვეთ 40-დან 45 წუთის განმავლობაში, ან სანამ ოქროსფერი არ გახდება და ცენტრში ჩასმული ხის ნაჭერი სუფთა არ გამოვა.

91. შემწვარებული ცხიმიანი ღვეზელს ქერქი

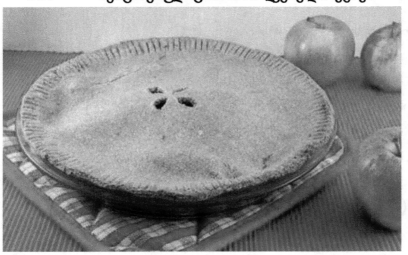

ინგრედიენტები:

- ⅓ჭიქა (80 მლ) კანოლის ზეთი
- 1⅓ჭიქა (160 გრ) ფქვილი
- 2 სუფრის კოვზი (30 მლ) ცივი წყალი

მიმართულებები

a) ფქვილს დაუმატეთზეთი და ჩანგლითკარგადაურიეთ დაასხითწყალი და კარგადაურიეთ ცომი ხელითდა ჭერითბურთულადდა გააბრტყელეთ გააბრტყელეთცვილის ორ ნაჭერს შორის.

b) ამოიღეთცვილის ქაღალდის ზედა ნაჭერი, გადააბრუნეთტორტის ფირფიტაზე და ამოიღეთცვილის ქაღალდის მეორე ნაჭერი. დაჭერით ადგილზე. ღვეზელებს, რომლებსაც არ სჭირდებათგამომცხვარი შიგთავსი, გამოაცხვეთ400°F (200°C, ან გაზის ნიშანი 6) 12-დან 15 წუთის განმავლობაში, ან მსუბუქადშეწითლებამდე.

სანელებლები და სანელებლების ნარევები

92. უცხიმო თეთრი სოუსი

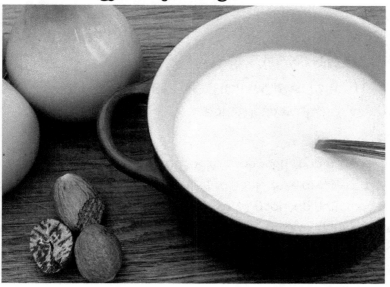

ინგრედიენტები:

- 6 სუფრის კოვზი (48 გრ) ფქვილი
- 3 ჭიქა (710 მლ) უცხიმო რძე, გაყოფილი
- ¼ ჩაის კოვზი (0,6 გ) დაფქული მუსკატის კაკალი
- ¼ ჭიქა (60 მლ) კვერცხის შემცვლელი

მიმართულებები

a) მძიმე საშუალო ზომის ქვაბში ათქვიფეთ ფქვილი, რომ ამოიღოთ სიმსივნეები. თანდათან დაუმატეთ 1 ჭიქა (235 მლ) რძე, აურიეთ ერთგვაროვანი მასის მიღებამდე. დაამატეთ დარჩენილი 2 ჭიქა (475 მლ) რძე და მუსკატის კაკალი. მიხარშეთ საშუალო ცეცხლზე, მუდმივად ურიეთ დახლოებით 10 წუთის განმავლობაში, სანამ ნარევი შესქელდება და ადუღდება.

b) გადმოიღეთ ცეცხლიდან. მიღებული მასა ათქვიფეთ კვერცხის შემცვლელში. შემდეგ დაამატეთ კვერცხის შემცვლელი ნარევი დარჩენილ თითო სოუსის ნარევს, მუდმივად აურიეთ სეზონი გემოვნებით

93. უცხიმო ყველის სოუსი

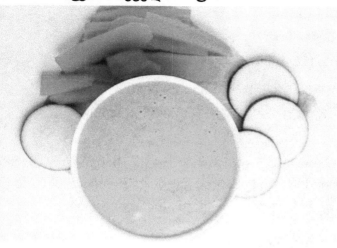

ინგრედიენტები:

- 2 ჭიქა (475 მლ) უცხიმო რძე
- 2 სუფრის კოვზი (16 გრ) სიმინდის სახამებელი
- 1 ჭიქა (120 გრ) უცხიმო ჩედარის ყველი, გახეხილი
- 8 უნცია (225 გრ) უცხიმო ნაღების ყველი, კუბურები

მიმართულებები

a) ქვაბში შეურიეთ რძე და სიმინდის სახამებელი. ნელ-ნელა მიიყვანეთ თითქმის ადუღებამდე, მუდმივად ურიეთ მოხარშეთ ამ ტემპერატურაზე, სანამ რძე შესქელებას არ დაიწყებს.

b) გადმოდგით ცეცხლიდან და აურიეთ ყველი. გააჩერეთ სანამ ყველი არ გადნება, შემდეგ ურიეთან ათქვიფეთ გლუვი.

94.   ტოფუ მაიონეზი

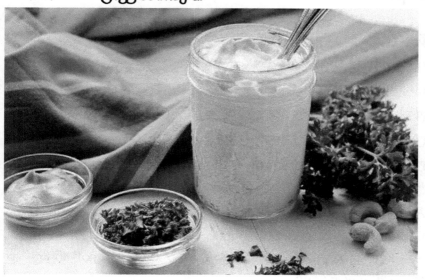

ინგრედიენტები:

- ½ ფუნტი (225 გრ) მყარი ტოფუ
- ½ ჩაის კოვზი (1,5 გ) მშრალი მდოგვი
- ⅛ ჩაის კოვზი (0,3 გრ) კაიენის წიწაკა
- 2 სუფრის კოვზი (30 მლ) ახალი ლიმონის წვენი
- 2 სუფრის კოვზი (30 მლ) ზეითუნის ზეთი
- 2 სუფრის კოვზი (30 მლ) წყალი

მიმართულებები

a) კვების პროცესორში ან ბლენდერში გადაამუშავეთ ტოფუ მდოგვი, კაიენის წიწაკა და ლიმონის წვენი, სანამ არ აირევა. როდესაც მანქანა ჯერ კიდევ მუშაობს, დაამატეთ ზეთი ძალიან ნელა და შემდეგ დაამატეთწყალი.

b) აურიეთ სანამ გლუვი. დამუშავების დროს რამდენჯერმე გააჩერეთ მანქანა და გაფხეხეთ გვერდები. ინახება 3 დღემდე მაცივარში ჰერმეტულკონტეინერში.

95. ნაღების ლიმონის სოუსი

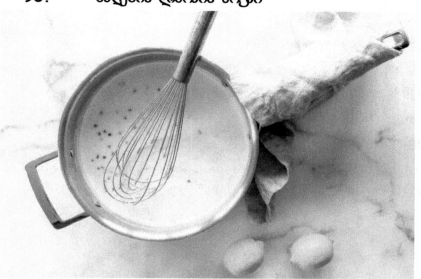

ინგრედიენტები:

- 1 ჭიქა (230 გრ) უცხიმო არაჟანი
- 1 ჩაის კოვზი (1,7 გ) გახეხილი ლიმონის კანი
- 2 სუფრის კოვზი (30 მლ) ლიმონის წვენი
- ½ ჩაის კოვზი (2 გ) შაქარი

მიმართულებები

a) საშუალო ზომის თასში შეურიეთ არაჟანი, ლიმონის კანი, ლიმონის წვენი და შაქარი; კარგად აურიეთ სანამ კარგად არ აირევა.

96. შემცირებული ცხიმიანი ნაღების ქათმის სოუსი

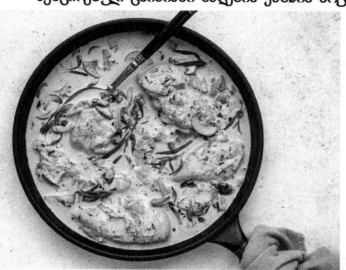

ინგრედიენტები:

- 2 სუფრის კოვზი (20 გრ) ხახვი, დაჭრილი
- $\frac{1}{2}$ ჭიქა (120 მლ) დაბალი ნატრიუმის ქათმის ბულიონი
- ⅓ჭიქა (40 გრ) ფქვილი
- 2 ჭიქა (475 მლ) უცხიმო რძე
- $\frac{1}{2}$ ჭიქა (120 მლ) მშრალი თეთრი ღვინო
- 1 ჩაის კოვზი (2 გრ) ქათმის ბულიონი

მიმართულებები

a) მოხარშეთ ხახვი და ბულიონი 1 ლიტრიან (946 მლ) ქვაბში, სანამ სითხე თითქმის მთლიანად მოიხარშება. პატარა თასში ათქვიფეთ ფქვილი რძესთან ერთად

b) დაუმატეთ ხახვის ნარევს ქვაბში და განაგრძეთ ხარშვა, ათქვიფეთ სანამ სოუსი არ შესქელდება. დაუმატეთ ღვინო და ბულიონი და ათქვიფეთ

97. ხაჭოს სოუსი

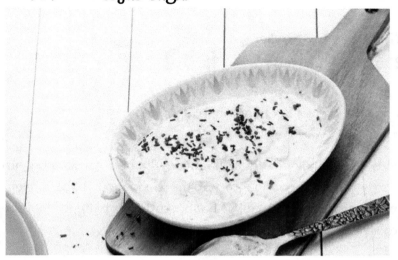

ინგრედიენტები:

- 1 ჭიქა (226 გრ) უცხიმო ხაჭო
- 1 ჭიქა (235 მლ) უცხიმო რძე
- 2 სუფრის კოვზი (30 მლ) წყალი
- 2 სუფრის კოვზი (16 გრ) სიმინდის სახამებელი

მიმართულებები

a) ბლენდერში აურიეთ ხაჭო და რძე. ჩაასხით ქვაბში და გააცხელეთ თითქმის ადუღებამდე. დააყენეთ განზე. სიმინდის სახამებელს დაუმატეთ წყალი და აურიეთ პასტა. ჩაასხით ხაჭოს ნარევს ქვაბში და კარგად მოურიეთ

b) მოხარშეთ 10 წუთი, მუდმივად ურიეთ სანამ არ შესქელდება.

98. კაბერნე სოუსი

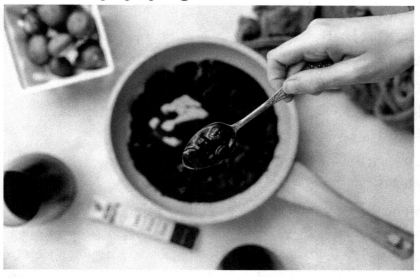

ინგრედიენტები:

- ¼ ჭიქა (40 გრ) ხახვი, დაჭრილი
- ¾ ჭიქა (53 გრ) სოკო, დაჭრილი
- 1 სუფრის კოვზი (8 გრ) ფქვილი
- ½ ჭიქა (120 მლ) კაბერნე სოვინიონი
- ¼ ჭიქა (60 მლ) დაბალი ნატრიუმის ქათმის ბულიონი
- 1 სუფრის კოვზი (2,7 გ) ხმელი თამი

მიმართულებები

a) შეასხურეთ საშუალო ზომის არაწებოვანი ტაფა ზეითუნის ზეთის სპრეით საშუალო ცეცხლზე მოშუშეთხახვი და სოკო დარბილებამდე, დახლოებით4-5 წუთის განმავლობაში. ქვაბს დაუმატეთფქვილი და შეურიეთ ბოსტნეულს, სანამ არ დაიშლება. აწიეთ ცეცხლი და დაუმატეთღვინო. მოხარშეთ1 წუთი.

b) დაუმატეთ ბულიონი და ხახვი. მოხარშეთ 4 წუთი სითხის შესამცირებლადდა შესქელებისთვის. დაამატეთწიწაკა გემოვნებით კოვზი სოუსი სტეიკზე.

99. შემწვარი წითელი წიწაკის სოუსი

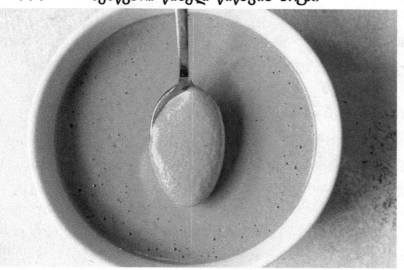

ინგრედიენტები:

- 4 წითელი ბულგარული წიწაკა
- ½ ჭიქა (115 გრ) უცხიმოარაჟანი
- ¼ ჩაის კოვზი (0,5 გრ) შავი პილპილი
- ½ ჩაის კოვზი (1,6 გ) ნივრის ფხვნილი

მიმართულებები

a) წინასწარ გააცხელეთ ბროილერი. წიწაკა მოათავსეთ საცხობ ფურცელზე და მოხარშეთ სანამ კანი არ გაშავდება და ბუშტუკებს არ გამოაჩენს, ხშირად გადაატრიალეთ მოათავსეთ ქაღალდის ჩანთაში და დახურეთ სანამ არ გაგრილდება, რომ კანი გაფხვიერდეს. ამოიღეთ კანი და მოათავსეთ წიწაკა ბლენდერში ან კვების პროცესორში და დაამუშავეთსანამ გლუვი არ გახდება.

b) დაამატეთ დარჩენილი ინგრედიენტები; კარგად აურიეთ შეიძლება გაცხელდეს ან ცივადგამოიყენოთხორცზე ან მაკარონზე.

100. უცხიმო ფაჯიტა მარინადი

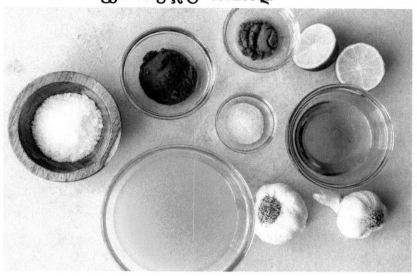

ინგრედიენტები:

- $\frac{1}{4}$ ჭიქა (60 მლ) წითელი ღვინის ძმარი
- 2 სუფრის კოვზი (30 მლ) Worcestershire სოუსი
- 2 სუფრის კოვზი (30 მლ) ლიმონის წვენი
- 2 სუფრის კოვზი (30 მლ) ლაიმის წვენი
- $\frac{1}{2}$ ჩაის კოვზი (1 გ) შავი პილპილი
- 1 სუფრის კოვზი (4 გრ) კილანტრო
- 1 სუფრის კოვზი (7 გ) კვარცხლბეკი
- 1 ჩაის კოვზი (3 გრ) ნივრის ფხვნილი
- 1 ჩაის კოვზი (1 გ) ხმელი ორეგანო

მიმართულებები

ა) შეურიეთ ინგრედიენტები ერთმანეთში და გამოიყენეთ ძროხის ან ქათმის მარინირებისთვის მინიმუმ 6 საათის განმავლობაში ან ღამით

დასკვნა

დაბალი ქოლესტერინის დიეტა შექმნილია ინდივიდის ქოლესტერინის დონის შესამცირებლად ქოლესტერინი არის ცვილისებრი ნივთიერება, რომელიც წარმოიქმნება ღვიძლის მიერ და ასევე შეძენილია დიეტის საშუალებით ქოლესტერინი არ იხსნება სისხლში. ამის ნაცვლად ის მოძრაობს სისხლის მიმოქცევის სისტემაში გადამზიდავ ნივთიერებებთან ერთად რომელსაც ლიპოპროტეინები ეწოდება. არსებობს ორი სახის გადამზიდავი ქოლესტერინის კომბინაცია, დაბალი სიმკვრივის ლიპოპროტეინი (LDL) ან "ცუდი" ქოლესტერინი და მაღალი სიმკვრივის ლიპოპროტეინი ან "კარგი" ქოლესტერინი.

კვლევებმა მუდმივადაჩვენა, რომ LDL ქოლესტერინის შემცირება ამცირებს გულსისხლძარღვთა სიკვდილის, გულის შეტევის, ინსულტის რისკს და გულის კათეტერიზაციის ან შემოვლითი ოპერაციების საჭიროებას. ეს აჩვენა მათ ვისაც აქვს დადგენილი კორონარული დაავადება, ისევე როგორც მაღალი რისკის მქონე პაციენტებში კორონარული არტერიის დაავადების გარეშე.

CPSIA information can be obtained
at www.ICGtesting.com
Printed in the USA
BVHW051543290123
657300BV00008B/194

9 781805 424390